DARSTELLUNG

DER WICHTIGSTEN CHIRURGISCHEN

INSTRUMENTE.

SECHSZEHN TAFELN ABBILDUNGEN

MIT ERKLÄRENDEM TEXTE

VON

DR. FR. RAVOTH.

ZUGLEICH ALS ANHANG

ZU

RAVOTH, GRUNDRISS DER AKIURGIE. II. AUFLAGE.

LEIPZIG,

VERLAG VON VEIT & COMP.

1869.

VORWORT.

Das vorliegende kurze Armamentarium war ursprünglich den in vierter Auflage von mir zu einem „Grundriss der Akiurgie“ erweiterten „SCHLEMM'schen Operations-Uebungen“ hinzugefügt. In der kürzlich erschienenen zweiten Auflage dieses „Grundriss“ ist dasselbe fortgelassen und zwar um mehrfach geäusserten Wünschen zu genügen, die sich theils auf eine isolirte Anschaffung dieser Tafeln, theils auf einen billigeren Preis des Buches bezogen. In diesem ist indess für das Studium überall auf diese Tafeln hingewiesen.

Auch bei dieser zweiten Auflage dieser Instrumenten-Tafeln bin ich dem ursprünglichen Plane treu geblieben. Die Auswahl aus der grossen Fülle ist so getroffen, dass von den neueren und neuesten Instrumenten die gebräuchlichsten und von den obsolet gewordenen diejenigen aufgenommen sind, die eine historische Uebersicht gewähren und bestimmte Zeit-Ideen und Anschauungen, sowie bestimmte Entwickelungsstufen der Wissenschaft im Ganzen und Einzelnen zum Verständniss bringen. So sind es nur einzelne wichtige „historische Documente, wie man in verschiedenen Zeiten operirt oder gefochten hat, nur wenige metallene Urkunden ohne Text, deren Bedeutung man dennoch liesst.“ (DIEFFENBACH.)

In diesem Sinne und mit diesem Interesse soll nach meinem Dafürhalten der Lernende die einzelnen historisch gewordenen

Werkzeuge verstehen lernen. Er soll früh erfahren, dass auch hier gewissermassen ein organischer Zusammenhang besteht und dass eine vollkommen neue Erfindung selten gemacht wird. Wer sich deshalb mit der Construction eines neuen Instruments befassen will, muss vorher in dieser Geschichte nachsehen, damit er nicht noch einmal erfindet, was bereits längst dagewesen ist. Dies haben vor Allem auch die heutigen Instrumentenmacher zu berücksichtigen, die sich mehr als in früheren Zeiten von den Chirurgen zu emancipiren streben. —

In den den einzelnen Tafeln beigegebenen Erklärungen und kritischen Bemerkungen dürften für ein eingehendes Studium die wesentlichsten Gesichtspunkte angedeutet sein, während ich in Bezug auf die besondere Anwendung und den Werth der einzelnen Instrumente auf meine Akiurgie verweisen muss.

Möchten auch diese Tafeln, wie das zu ihnen gehörende akiurgische Handbuch, als Basis und Ausgangspunkt eines eingehenden Studiums anerkannt werden.

Berlin, im October 1868.

Ravoth.

INHALTSVERZEICHNISS

DER

INSTRUMENTENTAFELN.

TAFEL I.

Instrumente zur Wunden-Vereinigung zur Incision und Gefäss-Ligatur.

Fig. 1. u. 3. Vidal's *serres-fines* (zur Vereinigung frischer Dammrisse, zur Stillung von Blutegelstichen sind die ohne Zähnchen an Stelle von Hennemann's kleinen Pincetten empfohlen cf. Taf. II. Fig. 38.) — Machen die gefasste Hautfalte leicht brandig.

Fig. 4. u. 5. gerade und gekrümmte (Cooper) Scheeren — die knieförmige nach Richter wenig im Gebrauch.

Fig. 6. u. 7. gerades und convexes Bistouri, d. i. Messer mit Schalen zum Einschlagen, zum Unterschiede vom Scalpelle, welches einen festen vielkantigen Stiel hat. Den eleganten französischen Bistouri's sind entschieden die Scalpelle vorzuziehen; denn des Bistouri's nachgiebige Schalen machen seine Führung unsicher.

Fig. 8. 9. u. 11. gerade und gekrümmte Heftnadeln — die geraden bei allen nicht tiefen Wunden vorzuziehen.

Fig. 10 Karlsbader Nadel — mit lanzettförmiger Spitze sticht besser als mit runder.

Fig. 12. einfacher, zahnzangenförmiger Nadelhalter — den für diesen Zweck empfohlenen Pincetten vorzuziehen.

Fig. 13. Nadelzange.

Fig. 14. Paré's Ligatur-Zange *(bec de corbin)*, eine etwas rohgeformte Pincette, deren Spitze zum Erfassen des Gefässes gezahnt und die durch die hintere Stellfeder geschlossen gehalten wird. Diese beiden Hauptmomente (sicher fassen und das Gefasste festhalten) sind von Paré richtig erkannt. Die spätere Zeit hat viele vergebliche Versuche gemacht, bis der einfachste diesen Zweck erfüllende Mechanismus gewonnen war. Einen noch sehr complicirten Mechanismus sehen wir in

Fig. 15. Ein Schieber schliesst — soll er ausser Thätigkeit sein, so wird er von dem Häkchen festgehalten — wie complicirt und unbrauchbar! Ausserdem befindet sich auf der Branche ein sogenannter Ligaturträger, welcher jetzt nur noch wenigen Chirurgen nothwendig erscheint.

Fig. 16. v. Graefe's Pincette mit Federverschluss und Ligaturträger. Dieser Verschluss nicht so sicher und zweckentsprechend wie in

Fig. 17. Schieberverschluss nach Amussat.

Fig. 18. Lür's Pincette mit breiten Branchen, von denen die Ligatur beim Zubinden auf denselben herab- und um das Gefäss gleiten soll. Dergleichen Operiren kann und darf dem Instrument nicht übertragen oder überlassen werden.

Fig. 19. Matthieu's Pincette mit Schieber, um die Ligatur bei tiefliegenden Arterien hinaufzuschieben — soll die Fehler der vorigen verbessern — vergebliches Bemühen

Fig. 20. Charrière's Pincette mit Selbstverschluss (darf dem Intrument nicht überlassen werden) zum Torquiren.

Fig. 21. Fricke's Torsions-Pincette mit Schieber und rundgearbeiteter Spitze (die beste — indess eine Ligatur-Pincette reicht hier ebenfalls aus).

(Eine gute Ligatur-Pincette darf weder zu breitspitzig, noch zu spitz sein, muss sicher fassen und durch einen Schieberverschluss geschlossen werden.)

Fig. 22. v. Graefe's Tenaculum. — Hervorgegangen aus Bromfield's Haken. Das Gefäss soll damit feiner gefasst werden können. Diese Tenacula werden von einigen Chirurgen den Ligatur-Pincetten vorgezogen. Sie sind vielfach verändert und mit allerlei Spitzendeckern versehen, ein antiquirtes Exemplar in

Fig. 23. v. Textor's Tenaculum mit Spitzendecker.

TAFEL II.

Fortsetzung von Tafel I. und Instrumente zur Blutentziehung und Acupunctur.

Fig. 24. Rust's Wundhaken. — Zum Auseinanderhalten der Wunde sind selbstverständlich zwei erforderlich.

Fig. 25. *Sonde à panaris* zum Dilatiren. — Die Spitze soll das zeltförmige Aufheben der auf der Hohlsonde zu durchschneidenden Bindegewebsschicht entbehrlich machen, — ihr Einbohren ist aber gefährlich!

Fig. 26. Dechamp's Aneurysma-Nadel.

Fig. 27. Zang-Rust's Aneurysma-Nadel.

Fig. 28. v. Graefe's Aneurysma-Nadel.

Die ältesten dieser Nadeln waren einfache Heftnadeln. Später übertrug man das Oehr auf die Spitze und so wurden sie gestielt. Vielfach ist ihre Krümmung geändert, wegen der Schwierigkeit mit ihnen die Ligatur um das Gefäss herumzuführen. Am zweckmässigsten ist deshalb in den meisten Fällen eine silberne Oehr-Sonde wie

Fig. 29. der man leicht eine beliebige Krümmung geben kann. Ausserdem muss eine solche Nadel stumpfspitzig und nicht zu stark gekrümmt sein.

Fig. 30. v. Graefe's Ligaturstäbchen ist aus Scarpa's Applatissement hervorgegangen — findet wenig Anwendung mehr.

Fig. 31. Liston's Knotenschliesser soll bei tiefliegenden Gefässen, zu denen man mit den Fingern nicht gelangen kann, benutzt werden. Das Instrument kann und darf keinen Knoten schliessen!

Fig. 32. Dechamp's *Serre artère* — historisch.

Fig. 33. Petit's Schraubentourniquet — das zweckmässigste.

Fig. 34. Henkel's Knebeltourniquet — umständlicher und unzweckmässiger Mechanismus, nur seiner Billigkeit wegen wohl noch in älteren Armamentarien.

Fig. 35. Rust's Feldtourniquet — billig und für Nothfälle passend.

Fig. 36. Dupuytren's Compressorium zur Heilung der Aneurysmen.
Fig. 37. Ayrer's Compressorium zu demselben Zweck — historisch.
Fig. 38. Hennemann's Blutegelstichcompresse.
Fig. 39. Acupunctur-Nadel.
Fig. 40. Englischer Schröpfschnäpper enthält 12 kleine Eisen, welche nach entgegengesetzter Richtung schlagen; dadurch spannen sie zugleich die Haut, so dass die Wunde weniger schmerzhaft als beim deutschen Schnäpper, der 16 Eischen enthält, welche alle nach einer Richtung schneiden.
Fig. 41. Säbelförmige Lanzette *à sabre* zur Abscess-Eröffnung.
Fig. 42. Schlankspitzige, haferkornförmige Lanzette *à grain d'avoine*.
Fig. 43. Stumpfspitzige gerstenkornförmige Lanzette *à grain d'orge*
} Aderlasslanzette.
Fig. 44. Impf-Lanzette..

Die Lanzette, an der man die Spitze und das hintere Ende (Talon) unterscheidet, ist alt und im Laufe der Zeit zu den jetzigen Formen gestaltet. Ihre Schalen sind beweglich behufs besserer Reinigung. Die Spitzen sind nach dem Zweck verschieden. (Aderlass. Abscess-Eröffnung.)

TAFEL III.

Instrumente zum Brennen, zum Haarseilziehen, zur Extraction von Kugeln, zur Polypenoperation.

Fig. 1. Rust's prismatisches Glüheisen. — Ausser dieser Form existiren noch knopf- birn- und münzförmige Glüheisen, für bestimmte Localitäten z. B. Höhlen.
Fig. 2. Petit's Haarseilnadel nebst Haarseil.
Fig. 3. Percy's Tribulcon — alter Kugelzieher, welcher die drei Hauptformen: die Schraube, den Löffel und die Zange in sich vereinigt. Die Zange wird wohl in der Mehrzahl der Fälle das brauchbarste Instrument bleiben, weshalb eine kräftige Kornzange wie
Fig. 4. u. 5. besonders Fig. 4, mit gekreuzten Branchen nach Charrière von den meisten Kriegschirurgen bevorzugt wird. Das neuste Instrument hier ist
Fig. 6. B. Langenbeck's Kugelzieher — durch Niederdrücken des Drückers wird die Stange vorgeschoben und der vordere Löffel aufgerichtet, nachdem derselbe bis hinter die Kugel geschoben ist. Er soll besonders auf die Spitzkugel berechnet sein. — (cf. Taf. XVI.)

Fig. 7. Bellocq's Röhrchen — ist durch einen elastischen gekrümmten Katheter zu ersetzen.
Fig. 8. Kramer's Ohrspiegel
Fig. 9. Delau's Ohrspiegel
} diese wie die übrigen *Specula* sind durch künstliche Beleuchtung wesentlich vervollkommt worden.

Fig. 10. Ohrlöffel zur Entfernung fremder Körper.
Fig. 11. Polypenzange nach Charrière. Die ältesten Zangen waren in Form von Thierschnäbeln und Thierklauen. Bald wurden die Momente der Geburtszange der Construction der Polypenzange zu Grunde gelegt: man formte sie hohl in den Branchen; versah sie mit Fenstern, krümmte sie für die im hintern Theil der Nase sitzenden Polypen und machte sie endlich zerlegbar, um die Branchen einzeln einzuführen wie
Fig. 12. Eckold's zerlegbare Zange, die aber zu schwach ist. — Neben den Zangen wurden die Ligaturwerkzeuge zum Abbinden der Polypen überaus zahlreich construirt. Hatten dieselben früher schon nur noch sparsame Anhänger, so sind sie jetzt durch die galvanokaustische Schlinge und den Ecraseur wohl gänzlich der Geschichte überwiesen.
Fig. 13. Levret's Doppelröhrchen } zum Abbinden der Nasen-
Fig. 14. Dupuytren's Schlingenschnürer } und Rachenpolypen.
Fig. 15. Ribke's Werkzeug zum Abbinden der Uteruspolypen.
Fig. 16. Siebold's sförmig gekrümmte Scheere — beliebtes Instrument zum Abschneiden der Uteruspolypen und hypertrophischer Vaginalportionen.
Fig. 17. Chassaignac's Ecraseur.
Fig. 18. Middeldorf's Galvanocaustische Schlinge.
(cf. Taf. XVI.)

TAFEL IV.

Instrumente zur Tenotomie und Trepanation.

Fig. 1. Dieffenbach's sichelförmiges Tenotom.
Fig. 2. Guèrin's Tenotome — das doppelschneidige dient zum Einstich, die anderen beiden haben stumpfe Spitzen. Eine weniger geübte Hand vermeidet mit ihnen leichter Nebenverletzungen, als mit dem spitzen Sichelmesser.

Fig. 3. Rust's Scalpell zum Bloslegen des Knochens, unten an der Schale befindet sich ein Schabeisen zum Abschaben des Periost; Andere halten
Fig. 4. Petit's Rougine dazu für nöthig.
Fig. 5. Celsus Perforativ-Trepan } Diese Instrumente versinnlichen
Fig. 6. Paré's Exfoliativ-Trepan } Form und Weise der Durchbohrung.
Fig. 7. Scultet's Kronen-Trepan } Nur die Krone ist jetzt noch hauptsächlich in Gebrauch. Die konische Form derselben ist die älteste. Sie sollte das plötzliche Eindringen verhindern; allein die Seitenreifen geben eine gefährliche Erschütterung, weshalb diese Form bald in die
Fig. 8. u. 9. cylinderförmige verwandelt wurde. Die letztere von Koch ist doppelkonisch und hat Ausschnitte für die Aufnahme der Sägespäne.

Fig. 10. Charrière's Trepankrone hat einen stellbaren Schieber, welcher das plötzliche Eindringen verhindern soll, ein allerdings einfacherer Mechanismus als das alte Abaptiston.

Ausser mittelst des Bogens wird die Krone noch durch den

Fig. 11. Handtrepan (von Chesselden-Sharp zuerst benutzt) in Wirkung gesetzt, was von den Engländern und einigen deutschen Chirurgen bevorzugt wird.

Fig. 12. Martin's Scheibensäge, an der vorn noch eine grössere Scheibe *B* oder eine glockenförmige Säge *C* angesetzt werden kann. Während der Operateur den Griff fixirt, wird durch die linke längere Stange, die mit einem Trepanbogen in Verbindung gebracht wird, die Scheibe in Bewegung gesetzt.

Fig. 13. Charrière's Räder oder Scheibensäge.

Fig. 14. Heine-Günther's ähnliches Instrument. Diese Instrumente sind zu kostspielig und zu wenig haltbar, weshalb es ihnen an allgemeiner Verbreitung fehlt.

Fig. 15. Scultet's Knochenschraube (Tirefond).

Fig. 16. Heine's Tirefond zweckmässiger.

Fig. 17. Bürstchen zum zeitweiligen Reinigen der Kronenzähne.

Fig. 18. Hey-Rust's Brückensäge.

Fig. 19. Celsus' Hebel zum Aufheben einer Depression.

Fig. 20. Scultet's Hebel.

Fig. 21. v. Gräfe's Hebel.

Fig. 22. v. Gräfe's Linsenmesser.

TAFEL V. u. VI.

Instrumente zu den Augenoperationen.

Es sind besonders die von unserem v. Gräfe benutzten Instrumente nach Modell Birck berücksichtigt.

Fig. 1. Desmarres' Augenlidhalter von verschiedener Grösse.

Fig. 2. Ware's und v. Ammon's Augenlidhalter.

Fig. 3. Charrière's gerade geschlossene Pincette zum Festhalten von Lidfalten

Fig. 4. v. Graefe's Hakenpincette.

Fig. 5. v. Graefe's gekrümmte Pincette.

Fig. 6. Gensoul's Katheter.

Fig. 7. Aetzmittelträger.

Fig. 8. Anel's Spritze mit gerader *(a)* und gekrümmter *(b)* Kanüle.

Fig. 9. Petit's Furchenbistouri zur Eröffnung des Thränensacks — auf der Furche sollte die Sonde in den Nasenkanal geleitet werden — historisch!

Fig. 10. *a* Dupuytren's Röhrchen, *b* u. *c* Scarpa's Bleinagel, *d* Charrière's Nagel von decalcinirtem Elfenbein.

Fig. 11. Schmucker's Pfriemen znr Fixation des Bulbus, besser dazu ist

Fig. 12. Muszeux's Hakenzange.
Fig. 13. 14. 15 u. 16. verschieden gekrümmte Scheeren nach Cooper und Daviel.
Fig. 17. u. 18. Beer's Staarmesser — sie sind verschieden variirt. Die vorliegende Form nach Lür.
Fig. 19. 20. u. 21. Jaeger's Lanzenmesser zur Pupillenbildung. Fig. 20. hat einen Winkel von 145°, Fig. 21 von 120°.
Fig. 22. 23. 24 u. 26. Desmarres' Scarificateure zum Scarificiren der Augenlider.
Fig. 25. *Couteau mous* nach Desmarres und von v. Graefe modificirt zur Erweiterung des Hornhautschnittes.
Fig. 27. u. 28. v. Graefe's Scalpelle zu plastischen Operationen.
Fig. 29. Desmarres' feines gerades *couteau mous*, an dessen Spitze sich eine kleine Flite befindet, ähnlich v. Graefe's Cystotom.
Fig. 30. v. Graefe's Schielhaken von verschiedener Grösse.

Fig. 31. v. Graefe's Synechien-Messer.
Fig. 32. Desmarres' Paracentesen-Nadel.
Fig. 33. Scarpa-Jüngkens' Nadel.
Fig. 34. v. Graefe's d. ä. Sichelnadel.
Fig. 35. v. Graefe's Reclinationsnadel.
Fig. 36. Waldau's Nadel zur Herausnahme fremder Körper.
Fig. 37. Bowmann's Discisionsnadel.
Fig. 38. Pamart's Spiess.
Fig. 39. v. Graefe's Cystotom zur Eröffnung der Linsenkapsel.
Fig. 40. v. Graefe's Kapselhäkchen.
Fig. 41. *a Pince capsulaire* nach Lür, hauptsächlich zur künstlichen Pupillenbildung.
— — *b Pince aiguille* nach Lür.
— — *c Pince brise-pierre* nah Lür.
— — *d Pince aiguille* (gebogen) nach Lür.
— — *e* u. *f Pince capsulaire* nach Waldau, um die Linse im flüssigen Zustande auf einmal zu entleeren.
Fig. 42. Desmarres' Ptosis-Pincette.
Fig. 43. Liebreich's Thränensack-Pincette.
Fig. 44. Desmarres' Fingerhut zur Fixation des Bulbus.
Fig. 45. v. Graefe's Schielhaken nebst Fixations-Werkzeug zur Exstirpation des Bulbus mit Schonung der Muskel.
Fig. 46. Alfred Graefe's Lidhalter.
Fig. 47. Anel's Sonde.
Fig. 48. v. Graefe's konische Sonde zum Vorbohren des Thränenpünktchens.
Fig. 49. *abc* Bowmann's Sonden zur Erweiterung des Thränenkanals.
Fig. 50. *a b* Liebreich's Aetzmittelträger zum Aetzen des Thränenkanals.

TAFEL VII.

Instrumente zur Operation des Lippenspalt's und zur Zahnextraction.

Fig. 1. Beinl's Lippenhalter.
Fig. 2. Mile's Lippenhalter mit beweglichem Arm soll die Lippe gleichmässiger und ohne Quetschung fassen. Derartige Lippenhalter sind zahlreich construirt, gegenwärtig indess macht wohl Niemand mehr Gebrauch davon.
Fig. 3. Heister's Mundspiegel.
Fig. 4. Chassaignac's Mundspiegel — beide dienen zum Offenhalten des Mundes — man könnte sie auch Munddilatatoren nennen. Sie sind bei widerspenstigen Kranken nöthig. Bouchut hat für die Untersuchung des Mundes eine metallene Fingerscheide angegeben, um sich gegen das Beissen zu schützen.
Fig. 5. Eckold's Nadel zur Vereinigung des Lippenspalts. (Ist historisch. —)
Fig. 6. Zahnzange — das älteste Instrument zur Zahnextraction. Sie ist verschieden variirt bis in die neueste Zeit. Eine schon alte Construction ist
Fig. 7. De la Fons' Schlüsselzange, dann sind gegenwärtig die
Fig. 8, 9, 10, 11. englischen Zahnzangen viel in Gebrauch.
Fig. 12. ist der Geisfuss, ein ebenfalls altes Instrument, welches noch jetzt zum Herausheben von Zahnwurzeln von einigen benutzt wird wozu Andere
Fig. 13. die Schraube (Linderer) empfehlen.
Fig. 14. ist der Pelikan — dessen Name an die Zeit erinnert, wo die Thiere mit ihren Klauen und Schnäbeln einer unbeholfenen Technik noch als Muster und Modelle dienten. —
Fig. 15. Der Ueberwurf geht der Erfindung des Zahnschlüssels voraus und ist seinerseits aus dem vorigen entstanden.
Fig. 16. Der Zahnschlüssel mit
Fig. 17. Graefe's Wurzelhaken. Die Variationen des Schlüssels sind überaus zahlreich geworden. Fast jeder Zahnarzt hat daran verändert.

TAFEL VIII.

Instrumente zur Exstirpation der Tonsillen, — zur Gaumennaht — zur Bronchotomie.

Fig. 1. Dieffenbach's Haken zur Fixation der Tonsillen, deren Exstirpation dann mit einem geknöpften geraden oder gebogenen (Pott'schen) Bistouri ausgeführt wird. Dies ist die einfachste und deshalb wohl die zweckmässigste Weise, während

Fig. 2. u. 3. Fahnenstock-Guersent's Tonsillotom zu den von Dieffenbach getadelten „Schiesswerkzeugen" gehört, welche an Stelle unserer Hand etwas ausführen sollen, was sie doch nicht verstehen. — cf. Taf. XVI.

Fig. 4. u. 5. Despièrris' Ligaturwerkzeug zur Gaumennaht.

Fig. 6. Roux' Nadelhalter zu demselben Zweck — ziemlich das einfachste von den zahlreichen zu diesem Zwecke construirten Werkzeugen.

Fig. 7. (A. u. B.) Matthieu's Werkzeug zn demselben Zweck.

Fig. 8, 9, u. 10. Lutter's Werkzeug zu demselben Zweck. cf. Taf. XVI.

Fig. 10. Die zugehörige Nadel.

Fig. 11. Bell's Bronchotom.

Fig. 12. Richter's Bronchotom.

Diese älteren dem Trokart nachgebildeten Instrumente geben eine für die Respiration viel zu kleine Oeffnung.

Fig. 13. Garin's Bronchotom öffnet sich vorn wie eine Pincette, ist aber unbrauchbarer als

Fig. 14. Pitha-Thompson's Bronchotom, dessen Mechanismus der Oeffnung am einfachsten ist und übertrifft entschieden

Fig. 15. Marc Sée's Bronchotom. — Das Messer wird wohl immer das zweckmässigste Werkzeug hier bleiben.

Fig. 16. altes Röhrchen zum Respiriren — verstopft sich wegen seiner Kleinheit zu leicht.

Fig. 17. Borgellat's Doppelröhrchen, am zweckmässigsten, man entfernt behufs Reinigung das innere mit Zurücklassung des äusseren.

Fig. 18. Fischbeinstab mit Schwamm zur Reinigung des Röhrchens an Ort und Stelle (unzweckmässiger).

Fig. 19. Malieurat-Lagemar's Dilatator, welcher an Stelle des reizenden Röhrchens die Wunde für die Respiration offen halten soll.

Fig. 20. B. Langenbeck's Trachealhaken zur Fixation beim Incidiren und zm Offenhalten der Wunde beim Einbringen des Röhrchens.

TAFEL IX.

Instrumente zur Extraction fremder Körper aus dem Oesophagus — zur Oesophagotomie — zur Paracentese der Brust, des Bauches und der Harnblase.

Fig. 1. u. 2. Zangen zur Extraction fremder Körper aus dem Oesophagus.

Fig. 3. u. 4. Schlundtrichter und Schlundröhre, zur Untersuchung und Einführung von Nahrungsmitteln.

Fig. 5. Petit's Schlundstösser (Repoussoir) mit v. Graefe's Münzenfänger (unentbehrlich).

Fig. 6. einfacher Haken zur Extraction — aus jedem Draht leicht nachzubilden.

Fig. 7. Petit's Kettenstäbchen für Nadel, Gräten und Holzsplitter (ist auf den Zufall berechnet!)

Fig. 8. Vacca-Berlinghieri's Ectropösophag.
Fig. 9. Dasselbe Instrument von Lür modificirt.
Fig. 10, 11, 12. Charrière's Magenpumpe und Spritze mit Doppelhahn. Sie dient sowohl zur Entleerung, wobei die konische Spitze der Spritze mit der Schlundsonde in Verbindung gebracht wird und die Seitenröhre zum Abfluss dient, als auch zur Injection.
Fig. 13. u. 14. Schuh's verschliessbarer Trokart zur *Punctio thoracis.*
Fig. 15. Reybard's Trokart zu demselben Zweck.
Fig. 16. Nadel zur Unterbindung der Intercostalarterie.
Fig. 17. Lottri's Spatel zur Compression dieser Arterie.
Fig. 18. Petit-Hennemann's Trokart mit löffelförmiger Canüle (für den bequemeren Abfluss.)
Fig. 19. Savigny's Trokart.
Fig. 20. Mazotti's Canüle mit cachirender Röhre — d. h. es wird in die Canüle eine Röhre geschoben, welche deren oberen scharfen Rand cachirt, eine durchaus zu empfehlende Vorsicht, weil derselbe leicht den Darm lädirt.
Fig. 21. Zang's 6 Zoll langer Trokart zur Entleerung von Gas aus dem Darm (antiquirt).
Fig. 22. Andrée's lanzettförmiger Trokart zur Punction der Hydrocele.
Fig. 23. Flurens' Trokart zur Punction der Blase.
Fig. 24. Bell's Röhrchen zur Cachirung der Canüle (derselbe Zweck wie Mazotti).
Fig. 25. Zang's Dogge zur Reinigung der Canüle.
Fig. 26. Frère Cosme's Trokart zur Punction der Blase *per rectum.*

(Rücksichtlich der Trokarts ist zu merken, das Sanctorius als Erfinder gilt, während Rhazes und Babetta schon der Idee sehr nahe waren. Das Instrument ist ausserordentlich variirt. Das Wesentliche ist, dass die Spitze dreikantig ist, damit sie die organischen Gebilde mehr auseinander drängt als zerschneidet. Aus diesem Grunde ist der Trokartstisch so wenig gefährlich und deshalb ist auch Andrée's Lanzettform wieder verlassen.)

TAFEL X.

Instrumente zur Bruchoperation und zur Operation des künstlichen Afters.

Fig. 1. Lecat's *herniotome cachée*
Fig. 2. Pott's Fistelmesser
Fig. 3. Grimial's Herniotom
Fig. 4. Rust's Herniotom
Fig. 5. Seiler's Herniotom
Fig. 6. Tesse's Herniotom.

Die ältesten Bruchmesser waren cachirt (Fig. 1); später construirte man sie concavschneidig (Repräsentant Pott), offenbar deshalb, weil die Einschnürung als Strictur mit der concaven Schneide umgangen und beim Zurückziehen des Messers durchschnitten werden sollte. Darauf erkannte man das Nachtheilige dieser Schnittweise wegen der möglichen Arterienverletzung und empfahl die blutige Erweiterung ohne Zug, sondern mittelst Druck des Messers, und zu diesem Zweck construirte Seiler hauptsächlich das convexschneidige Messer.

Fig. 7. Arnaud's Haken zur unblutigen Erweiterung, woraus
Fig. 8. Kluge's Doppelhaken zu demselben Zweck entstand.
Fig. 9. Rust's Flügelsonde sollte bei der blutigen Erweiterung benutzt, mit ihren Flügeln den Darm zurückhalten — auf der Hohlsonde darf hier durchaus nicht geschnitten werden, sondern nur unter Leitung des Fingers! —)
Fig. 10. Hesselbach's Compressorium für die verletzte Arterie.
Fig. 11. Gerdy's Nadel zum Einnähen der invaginirten Hautfalte.
Fig. 12. Wutzer's Invaginatorium — der Cylinder schiebt die Falte hinein — die Nadel, nachträglich durchgestochen, fixirt sie und die Platte von aussen auf die Bauchwand gelegt, nimmt die Nadel auf und übt einen Druck.

Auch diese Radicaloperationen haben trotz Rothemund's Empfehlung wenig Anhänger, zumal da nach Streubel's Sectionen die Falte sich später wiederzurückzieht, weshalb

Fig. 13. M. Langenbeck ein Instrument zur directen Zerstörung oder zum Aufbruch des Leistencanals angab, dessen eine Branche an Stelle des Invaginatorium von Wutzer eingeschoben, dessen andere von aussen der ersteren entgegenwirken soll, analog der Darmscheere Dupuytrens's. Dagegen wollte Valette den Kanal von aussen mittelst *Kali causticum* aufbrechen, welches von der durchbrochenen Platte des
Fig. 14. zu diesem Zwecke angegebenen Instrumentes aufgenommen werden soll, nachdem der Cylinder in den Canal geschoben ist. Auch diese Verfahren sind, wie mehrere andere, nur von ihren Erfindern gerühmt.
Fig. 15. Dupuytren's Darmscheere zur Heilung des künstlichen Afters.
Fig. 16. Blasius' Darmscheere.
Fig. 17. Brechet' Klemme zur Heilung der Varicocele.

TAFEL XI.

Instrumente zur Operation der Mastdarmfistel, zur Exstirpation der Hämorrhoidalgeschwülste, der Rectal-Tumoren, des Rectum und zum Katheterismus.

Fig. 1. Solingen's Syringotom, das vordere Sondenende sollte durch die Fistel ins Rectum geführt und aus dem Anus herausgeleitet und dann der folgende schneidende Theil die Wand zwischen Fistel und After durchtrennen. Durch allmähliches Ausziehen dieser schneckenartigen Windung entstanden die späteren Fistelmesser bis zu Pott etc.
Fig. 2. Le Mère-Bass' *bistouri royal* (Louis XIV. wurde damit operirt) ist eine solche Uebergangsform.
Fig. 3. Savigny's Fistelmesser ist ein geknöpftes Pott'sches Messer, welches durch Vorschieben einer Platte in ein spitzes Pott'sches Messer verwandelt werden kann.

Fig. 4. Arnemann-Rust ist ein cachirtes Pott'sches Messer, dem durch Vorschieben zunächst eine Spitze und dann durch Niederdrücken des Drückers die Schneide freigemacht werden kann. (Beide Messer zeigen nur, dass man durch derartige Constructionen die einfache Form verschlechtert!)

Fig. 5. Desault's Gorgeret } Diese hölzernen Hohlsonden dienen zum
Fig. 6. Runge's Gorgeret } Schutz des Rectum.

Fig. 7. Desault's Werkzeug zur Operation einer *fistula ani incompl. extern.* Mittelst des Stilets *c*, welches in der Röhre *d* eine Canüle hat, wird die innere Oeffnung durch Perforation hergestellt, während das Zangengorgeret *a* ins Rectum geführt, den Stoss parirt und hinterher den Bleidraht *(b)*, der behufs Durchbindung der Wand ebenfalls durch die Röhre *d* geleitet wird, zwischen ihre vorderen Branchen gefasst aus dem Rectum leitet. — Aehnliche Durchbindungswerkzeuge sind zahlreich construirt.

Fig. 8. Lür's *pince à crémaillère* zum Erfassen von Geschwülsten.

Fig. 9. B. Langenbeck's Zange zum Erfassen der Hämorrhoidalknoten behufs ihrer Cauterisation.

Fig. 10. Chassaignac's *érigne à branches divergentes* zum Erfassen des Rectums oder Geschwülste in demselben, um sie hervorzuziehen. Das Instrument soll mit an die Scheide zurückgezogenen Häkchen eingeführt und dieselben dann durch Vorschieben eingehakt werden.

Fig. 11. B. Langenbeck's Instrument zu demselben Zweck. Die vorderen Platten werden durch die Schraube am hinteren Ende erst gerade gestellt, um bequem eingeführt zu werden.

Fig. 12. Petit's doppelgekrümmter (S) Katheter.

Fig. 13. Desault's einfach gekrümmter (zerlegbarer) Katheter. Die Zerlegbarkeit soll ihn zum mit sich führen in der Verbandtasche geeignet machen; allein sie gefährdet die Haltbarkeit des Instruments uud ist deshalb zu tadeln. Ueberhaupt müssen wir uns gegen das *omnia mea mecum* erklären, welches bisher bei Construction von grösseren Verbandtaschen befolgt ist. Wir werden zum Schluss hierauf zurückkommen.

Fig. 14. Mayor's Bleikatheter.

Fig. 15. Desault's weiblicher Katheter, ist, besonders von Silber, zu entbehren, weil jeder elastische Katheter, abgekürzt wenn zu lang, benutzt werden kann.

Fig. 16. Flurant-Solingen's Katheter von gewundenem Silberdraht. (cf. Taf. XVI. Fig. 5.)

Am Katheter unterscheidet man das vordere Ende, den Schnabel mit seinen Fenstern und seiner Krümmung und das hintere Ende oder Pavillon; der Draht in demselben zur Reinigung, oder in den elastischen auch zur Herstellung der Krümmung, heist Mandrin. Die gerade kupferne Röhre des Celsus war seine erste Form; später wurde von Petit der doppeltgekrümmte Katheter angegeben und Desault krümmte ihn einfach. Die gerade Form hat jetzt hauptsächlich der elastische Katheter, und Amussat's Empfehlung derselben auch für die soliden zählt wohl keine Anhänger. Die elastischen Katheter sind, wenn wir die Lederkatheter von Fabricius ab Aquapendente abrechnen, zuerst von Solingen aus gewundenem Silberdraht construirt, diese wurden darauf von Theden mit der *Resina elastica* überzogen und die spätere nnd jetzige Industrie erkannte diese Grundlage natürlich für zu theuer und nahm statt ihrer Gespinnste aus Seide oder Hanf. Die elastischen Katheter sind je nach dem Fabrikate von verschiedener Güte und Haltbarkeit. Die englischen röthlich gefärbten mit einem starken Mandrin versehenen sind die haltbarsten. Der Mandrin ist sehr practisch für die Formation verschiedener Krümmungen. Auch die deutschen Fabrikate zeichnen sich durch ihre Haltbarkeit vor den französischen aus. Ausserdem hat man noch verschiedenes Material benutzt, so die Guttapercha, die sich aber deshalb nicht bewährt hat, weil solche Katheter leicht brüchig werden und beim Gebrauch dann in der Harnröhre zerbrochen sind. Ferner das Neusilber, dass ebenfalls mit der Zeit brüchig werden soll. Dann hat man Katheter und Bougies aus decalcinirtem Elfenbein construirt, welche sehr theuer und mindestens keine Vorzüge vor den elastischen haben. Auch hat man an Stelle des Bleies Verbindungen von Zinn, Zink und Wismuth gewählt, die gar keine Beachtung gefunden. Diess Material ist freilich billiger als Silber, allein es giebt dem Instrumente eine unangenehme Schwere, die beim Einführen leicht störend wird. Endlich ist das Fischbein in neuester Zeit von Güterbock gerühmt.

TAFEL XII.

Instrumente zum Katheterismus (cf. die vorige Taf.), zur Behandlung der Stricturen, zur Extraction fremder Körper aus der Harnröhre und Blase.

Fig. 1. gerader Kautschuck-Katheter.
Fig. 2. gekrümmter Kautschuck-Katheter.
Fig. 3. „ „ spitzzulaufend (diese Form ist weniger empfehlenswerth, als die geknöpfte).
Fig. 4. solider Katheter von Silber mit Verschluss am Pavillon zum Liegenlassen.
Fig. 5. Wachsbougie.
Fig. 6. spitzlaufende Kautschuckbougie.
Fig. 7. geknöpfte Kautschuckbougie (der vorigen vorzuziehen).
Fig. 8. Rigaud's Dilatator (zur forcirten Dilatation).
Fig. 9. Mercier's *Porte-caustique*.
Fig. 10. Lallemand's *Porte-caustique* (das zweckmässigste).
Fig. 11. Ducamp's *Porte-caustique*.
Fig. 12. Ricord's Scarificator.
Fig. 13. Civiale's Scarificator.
Fig. 14. Civiale's Untersuchungssonde für Stricturen.

Fig. 15. Hunter's Instrument zur Extraction fremder Körper.
Fig 16. Leroy d'Etiolle's Curette zu demselben Zweck.
Fig. 17. Amussat's Spritze zu Injectionen in die Blase.
Fig. 18. Tafel zur Bestimmung der Katheterstärke.
Fig. 19. u. 20. Leroy d'Etiolle's Instrument zur Extraction von Katheterstücken und ähnlichen fremden Körpern aus der Blase.
Fig. 21. 22. u. 23. Courti-Mathieu's Instrument zur Extraction von Nadeln (Haarnadeln).
Fig. 24. Lür's Bohrer zur Extraction von Katheterstücken aus der Harnröhre.
Fig. 25. Lür's Intrument zur Extraction von cylindrischen Körpern aus der Blase (versagt gewöhnlich).
Fig. 26. *Brise-pierre* für Steine in der Harnröhre.

TAFEL XIII.

Instrumente zur Lithotripsie und Lithotomie.

Fig. 1. Mercier-Charrière's Steinbrecher (Lithotriptor) mit gefenstertem Schnabel und Treibschlüssel.
Fig. 2. Heurteloup-Charrière's Steinbrecher (Lithotriptor) mit gefenstertem und gezähntem Schnabel.
Fig. 3. Pasquier's Entleerungskatheter, um Steinfragmente noch mehr zu zertrümmern.
Fig. 4. Civiale-Charrière's Steinbrecher mit glattem Schnabel und Schraube (das bevorzugte Instrument).
Fig. 5. Segallas-Charrière's Steinbrecher mit gezahntem Schnabel und freier Schraube.
Fig. 6. Frére-Côsme's Pfeilsonde.
Fig. 7. Cloquet's Katheder mit doppeltem Gang.
Fig. 8. Hammer zum Zerschlagen des mit dem Lithotriptor gefassten Steins.
Fig. 9. Frère-Côsme-Charrière's *Lithotome cachée.*
Fig. 10. Dupuytren-Charrière's *Lithotome double cachée.*
Fig. 11. Leitungssonde.
Fig. 12. Belle's Steinsucher (ist eine katheterartig gekrümmte Sonde — durch die Fenster eines gewöhnlichen Katheter soll bei seinem Eintritt in die Blase Gas mit dem Geräusch, wie wenn man auf einen Stein stösst, entweichen und so zu Täuschung Veranlassung geben können).
Fig. 13. Langenbeck's Steinmesser mit Spitzendecker (das gebräuchlichste).
Fig. 14. Gorgeret zum Einführen der Steinzange.
Fig. 15. Charrière's gerade Steinzange mit gekreuzten Armen.
Fig. 16. „ „ „ mit gekrümmten Löffeln.
Fig. 17. „ „ „ mit einer Zahnstange, deren Arme mittelst eines Häkchens sich öffnen können.

Fig. 18. Celsus' Steinlöffel (immer noch sehr beliebt und den Zangen vielfach vorgezogen).
Fig. 19. Payola's Dilatatorium (wenig in Gebrauch, weil wegen Quetschung mit Gefahr verbunden).
Fig. 20. Hawkin's schneidendes Goregeret (dieses Werkzeug ist viel variirt, jetzt wohl nicht mehr in Gebrauch).

TAFEL XIV.

Instrumente zu Operationen an den weiblichen Genitalien, Hysterophore, Bruchbänder und Compressorien bei der *Amputatio penis.*

Fig. 1. Lange Scheere mit gekreuzten Armen.
Fig. 2. Kiwisch-Valleix' Uterussonde.
Fig. 3. u. 4. Jobert's halbe Specula zum Niederdrücken der seitlichen Vaginalwände bei Fisteloperationen.
Fig. 5. Roux's Nadel für den Dammriss (diese Nadeln sind zahlreich modificirt, viel in Anwendung sind die starkgekrümmten Nadeln Dieffenbach's, nur dürfen dieselben nicht so stark gearbeitet sein, weil sie in dieser gewöhnlichen Stärke eine zu grosse und unnöthige Verwundung machen).
Fig. 6. Benett's zweiblättriges Speculum.
Fig. 7. Jobert's Elfenbeinspeculum (das Material ist zu theuer, die aus Milchglas erfüllen alle Anforderungen. Man kann die kleinere Form auch als Mastdarmspiegel benutzen. Zweckmässig nimmt man jetzt überall eine künstliche Beleuchtung hinzu).
Fig. 8. Reybard's Speculum und Dilatator für Vagina und Mastdarm (cf. Taf. XVI.)
Fig. 9. einfaches rundliches Pessarium aus Kautschuck.
Fig. 10. gestieltes Pessarium aus Elfenbein, zu glatt!
Fig. 11. Clocquet's Elytroid.
Fig. 12. Valleix' Uterus-Redresseur.
Fig. 13. Kilian's „
Fig. 14. Zwank's Hysterophor (das beste Instrument).
Fig. 15. Meyer's Schwammstäbchen zu demselben Zweck.
Fig. 16. Lür's Speculum und Dilatator uteri. (cf. Taf. XVI.)
Fig. 17. Trousseau's Suppositorium für *prolapsus ani.*
Fig. 18. einfaches Bruchband.
Fig. 19. doppeltes Bruchband.
Fig. 20. Nabelbruchband.
Fig. 21. Scarpa's Bruchband für den Dammbruch.

Am Bruchband *(Bracherium)* unterscheiden wir die aus gutem englichen Gussstahl gearbeitete Feder, deren mittlere Kraft 3—4 Pfund betragen muss. Sie trägt vorn die Pelotte, deren Form oval, rabenschnabelförmig (bei Leisten- und Schenkelbrüchen), rund bei

Nabel-, Bauchbrüchen ist, welche aus Elfenbein, Ebenholz, Gutta-Percha gearbeitet (die solide Pelotte), oder aus einem Rosshaarpolster, Kautschuck hergestellt ist. Die Pelotte darf nicht zu gross sein, sonst wird sie durch die Bewegungen des Schenkels verschoben. Sie muss vor Allem richtig angreifen und bei Leistenbrüchen den ganzen Kanal decken. Die Pelotte greift entweder von der gesunden Seite her an (die englischen Bruchbänder), oder von der kranken (die deutschen). — An ihrem hinteren Ende geht die Feder in den Beckengurt aus. Ausserdem dient zu ihrer Fixation noch der Schenkelgurt und beim Doppelbruch sind beide Pelotten durch einen Querriemen verbunden. Ueber den Schenkelgurt ist zu sagen, dass eine gut und richtig gearbeitete Feder sich auch ohne dessen Hülfe überall gleichmässig und fest anschmiegen muss. — Für die Leisten- und Schenkelbrüche muss sowohl das einfache als doppelte Band einen Zoll unter der *Spina anter. super.* circulär ums Becken liegen und darf sich bei den verschiedensten Bewegungen des Kranken nicht verrücken. —

Fig. 21. Nuck's Compressorium bei der *amputat. penis*
Fig. 22. Savigny's „ „ „ (sind bei dieser Operation entbehrlich).

TAFEL XV.

Instrumente zur Amputation und Resection.

Fig. 1. Scultet's Amputationsmesser.
Fig. 2. Hildan's „
Fig. 3. u. 4. gerades einfach und doppelschneidiges Amputationsmesser.
Fig. 6. Langenbeck's Amputationsmesser.

Die ältesten hierher gehörigen Messer waren concav — (besonders für den Cirkelschnitt) und convexschneidig. Später kam man von diesen beiden Extremen, welche schlecht schneiden und sich schwer schärfen lassen, zur Mitte, nämlich der geraden Form. Diese sind ein- oder doppelschneidig von verschiedener Länge und Breite in den Klingen construirt. Gegenwärtig beliebt man die schmalklingigen, bei denen die Frage sich stellen lässt, ob nicht ein breitklingiges die Weichgebilde leichter durchdringt. Die kleinen doppelschneidigen Messer (Catlinen) dienen zur Trennung der Muskeln zwischen den beiden Knochen des Vorderarms und des Unterschenkels. Zur Durchschneidung des Periost bedient man sich eines gewöhnlichen Scalpells. Auch diese Instrumente sind durch das Variationsbestreben der Chirurgen überaus zahlreich geworden. —

Fig. 6. Rust's oder deutsche Amputationssäge.
Fig. 7. Pott-Hunter's oder englische Säge.
Fig. 8. Messersäge.
Fig. 9. B. Langenbeck's Stichsäge.
Fig. 10. Lür's Kettensäge.

Fig. 11. Flachmeisel.
Fig. 12. Hohlmeisel.
Fig. 13. Liston's Knochenscheere.
Fig. 14. Knochenzange zum Fixiren.
Fig. 15. B. Langenbeck's Knochenzange (fixirt sehr vorzüglich).
Fig. 16. Lür's Hohlmeiselzange zur Entfernung kranker Knochenstellen.

TAFEL XVI. Suppl.

Fig. 1. Ravoth's Operations-Leuchter für Operationen und Untersuchungen bei Licht. Besteht aus dem das Licht enthaltenden Cylinder und dem Hohlspiegel.
Fig. 2. Pravaz-Lür Spritze nebst Canüle zur subcutanen Injection (diese Spritzen sind theils aus Silber und neuerdings vielfach aus Hartgummi gearbeitet).
Fig. 3. Transfusions-Apparat nach Eulenburg und Landois. Vorn zwischen Canüle und Spritze ist ein Luftfänger zur Verhütung des Lufteintritts in die Vene angebracht. Die Spritze fasst 4 Unzen.
Fig. 4. Rupprecht's Tonsilotom (cf. Taf. VIII).
Fig. 5. Mercier's Katheter mit kurzer Krümmung bei Prostata-Vergrösserung.
Fig. 6. Wilde's Ohrpolypenschnürer.
Fig. 7. v. Langenbeck's Nadel zur Gaumennaht.
Fig. 1. 2. 3, 8. Simon und Bozmann halbe Specula für die Operation der Blasenscheidenfistel.
Fig. 9. Desormeau's Endoscop (der Beleuchtungs-Apparat für die Harnröhre, die Blase und das Rectum. Es gehören noch dazu, Sonden, Schwammträger, Incisionsmesser).
Fig. 10. Nelaton's Sonde mit Porzellanknopf zum Suchen der Kugeln (der Knopf an der Kugel gerieben färbt sich blau).
Fig. 11. Löffler's Kugelzange
Fig. 12. Bauden's Kugelschraube
Fig. 13. Amerikanische Kugelzange
} alle drei Instrumente sehr werthvoll.
Fig. 14. Sim's Speculum zur Blasenschneidenfistel. Beide Enden von verschiedener Grösse sind zu benutzen und dient eins immer als Handhabe wenn das andere eingeführt wird.
Fig. 15. Martin's excentrischer Mutterkranz von $2^1/_2$—$3^1/_2$ Zoll Durchmesser.
Fig. 16. Braun's offene und geschlossene Hebelpessarien (in verschiedenen Grössen empfohlen).

Zum Schluss fügen wir noch einige Bemerkungen für die Beschaffung eines Armamentarium hinzu. Das einfachste, unentbehrlichste Armamentarium ist die sogenannte Verbandtasche. Allein wir haben uns schon gegen die ältere drei-vierklappige Form dieser Rocktaschenzerstörer ausgesprochen, die alles Mögliche enthalten sollen, damit der Chirurg in dem Bewustsein: *omnia mea mecum* stets sicher gerüstet sei. Begreiflicher Weise werden die Instrumente in diesen Reservoiren schlecht aufbewahrt, kommen oft in Gefahr aus Form etc. gedrückt zu werden und sind auch vielfach als Katheter, Messer wegen dieser Placirung unvollkommen oder weniger zweckmässig construirt. Wir müssen uns deshalb dahin aussprechen, dass man die Verbandtasche so klein als möglich wählt und sich darin auf das Nöthigste beschränkt. Dagegen muss man sich für wirkliche Operationen und zwar von der Exstirpation einer Geschwulst bis zu jeder grösseren specielleren Operation, die Instrumente sorgfältig in Kästchen halten. Sieht man dabei auf den Kostenpunkt, so ist zu sagen, dass man ja jede luxuriöse Austattung meiden und in der Wahl der Instrumente sparsam sein kann, d. h. man wählt statt 6 Messer nur 2—3, wenn alle demselben Zweck dienen. Ausserdem kann der Chirurg im Beginn seiner Laufbahn die Anschaffung aller der Instrumente verschieben, deren er nicht plötzlich oder in jedem Augenblick benöthigt werden kann. Ich hoffe, dass auch nach dieser Seite diese Tafeln die nöthigen Anhaltspunkte gewähren werden und bin ausserdem der Meinung, dass während der Studienzeit der Lehrer auch hier mit Rath an die Hand gehen muss, ähnlich wie er die Anschaffung dieses oder jenes Werkes empfehlen soll.

LEIPZIG,
DRUCK VON GIESECKE & DEVRIENT.

Taf. I.

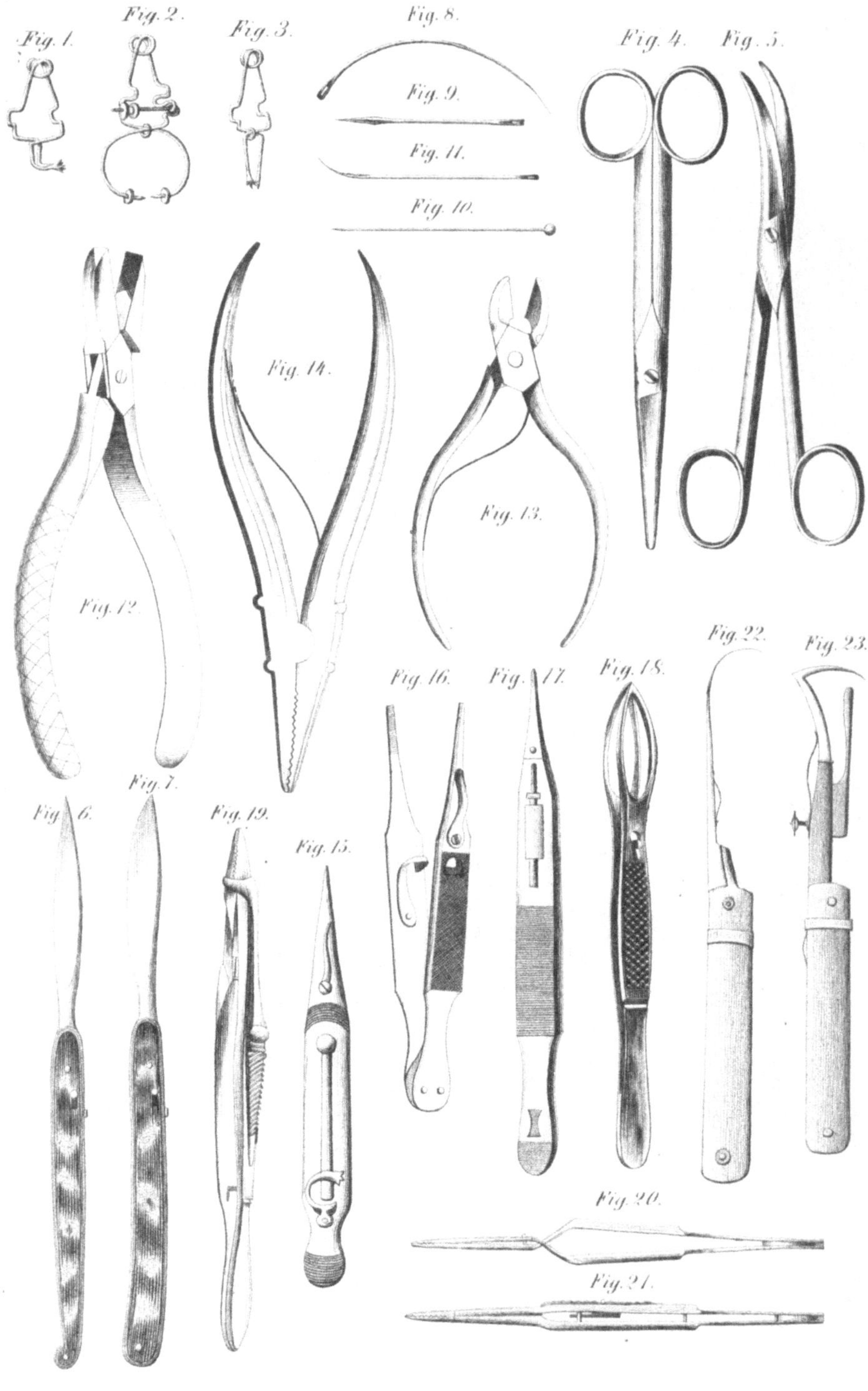
Fig. 1.
Fig. 2.
Fig. 3.
Fig. 8.
Fig. 9.
Fig. 11.
Fig. 10.
Fig. 4.
Fig. 5.
Fig. 14.
Fig. 13.
Fig. 12.
Fig. 22.
Fig. 23.
Fig. 16.
Fig. 17.
Fig. 18.
Fig. 6.
Fig. 7.
Fig. 19.
Fig. 15.
Fig. 20.
Fig. 21.

Taf. II.

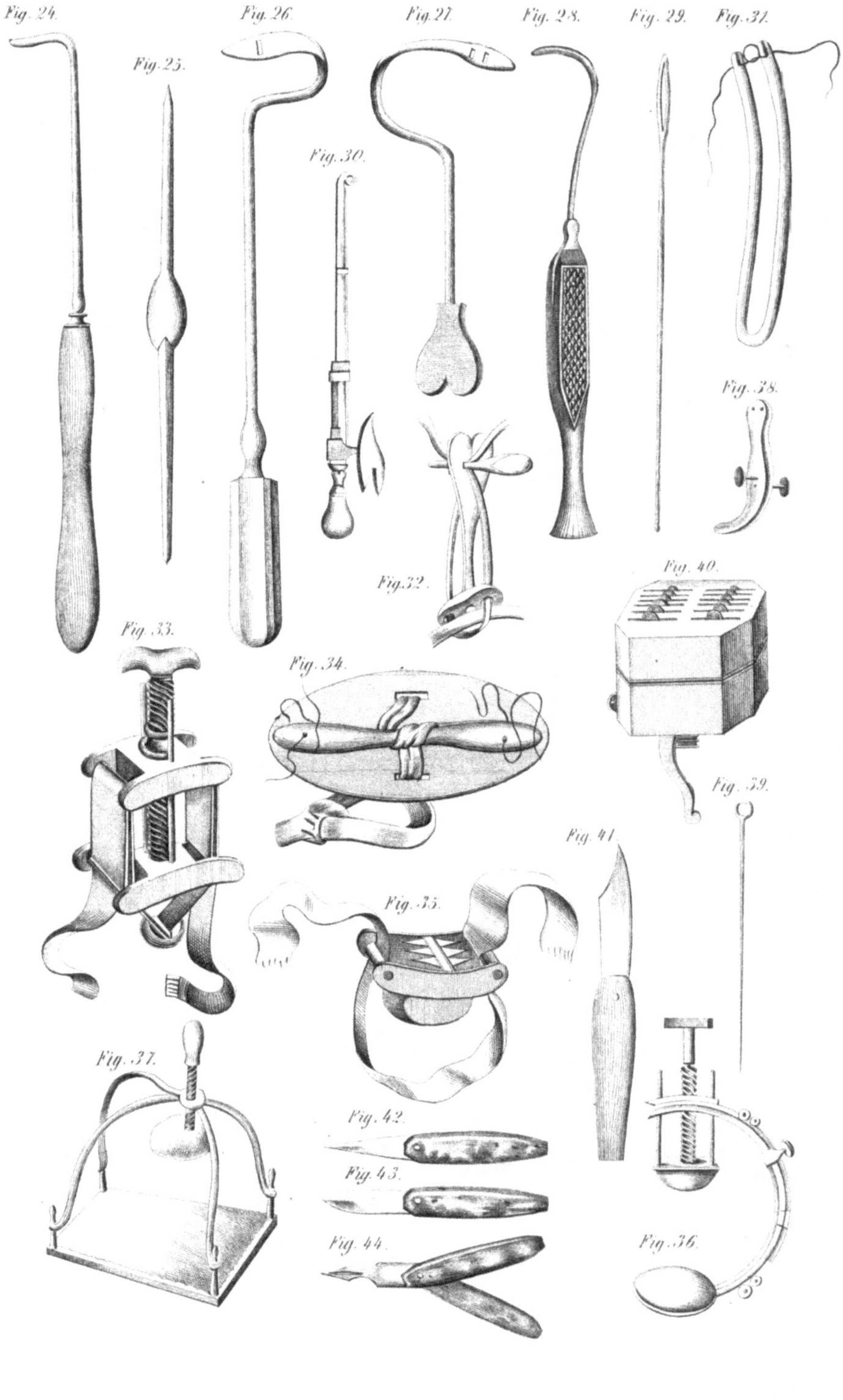
Fig. 24.
Fig. 25.
Fig. 26.
Fig. 27.
Fig. 28.
Fig. 29.
Fig. 31.
Fig. 30.
Fig. 38.
Fig. 32.
Fig. 40.
Fig. 33.
Fig. 34.
Fig. 39.
Fig. 41.
Fig. 35.
Fig. 37.
Fig. 42.
Fig. 43.
Fig. 44.
Fig. 36.

Taf. III.

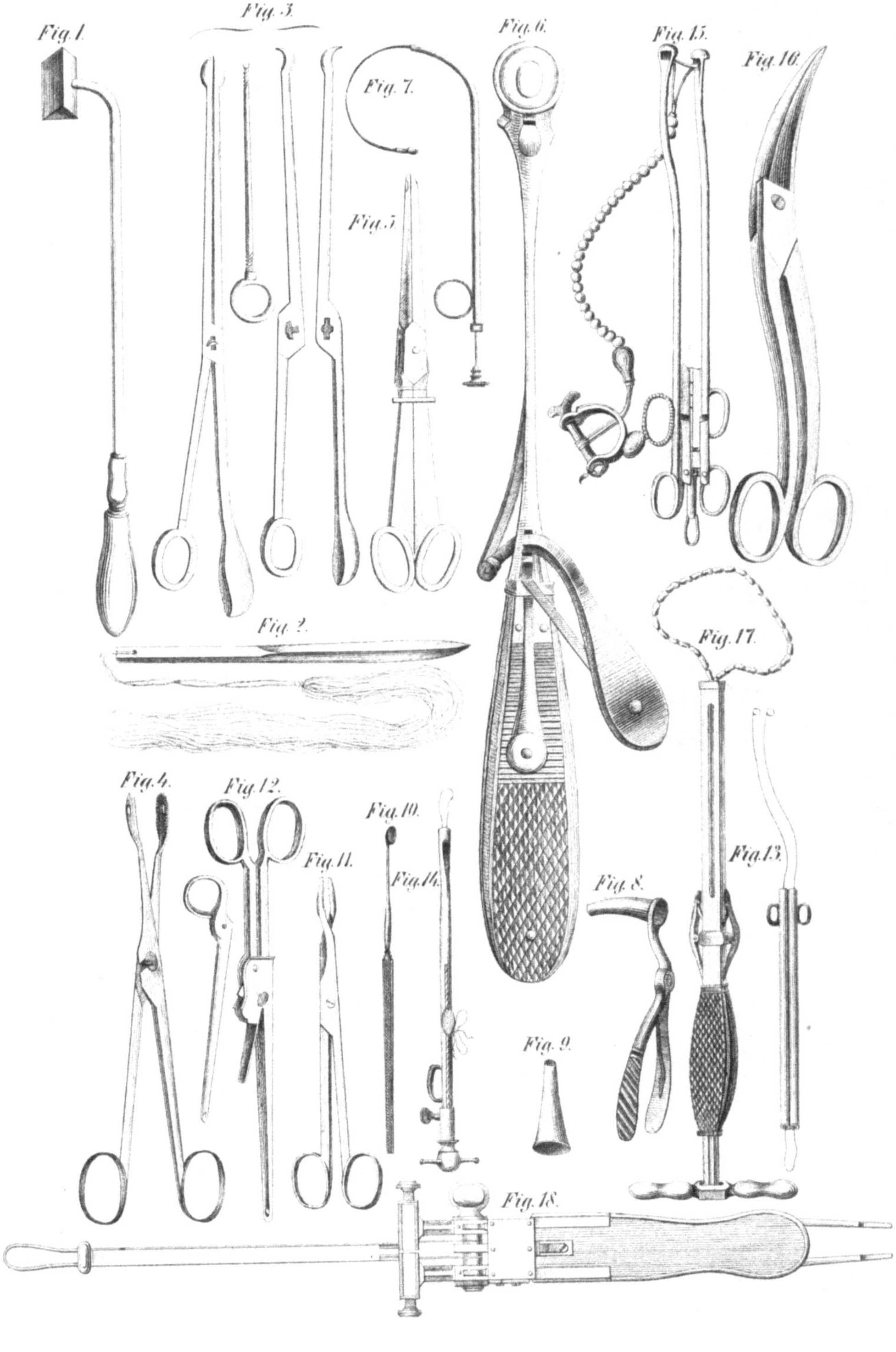
Fig. 1.
Fig. 3.
Fig. 6.
Fig. 15.
Fig. 16.
Fig. 7.
Fig. 5.
Fig. 2.
Fig. 17.
Fig. 4.
Fig. 12.
Fig. 10.
Fig. 11.
Fig. 14.
Fig. 13.
Fig. 8.
Fig. 9.
Fig. 18.

Taf. IV.

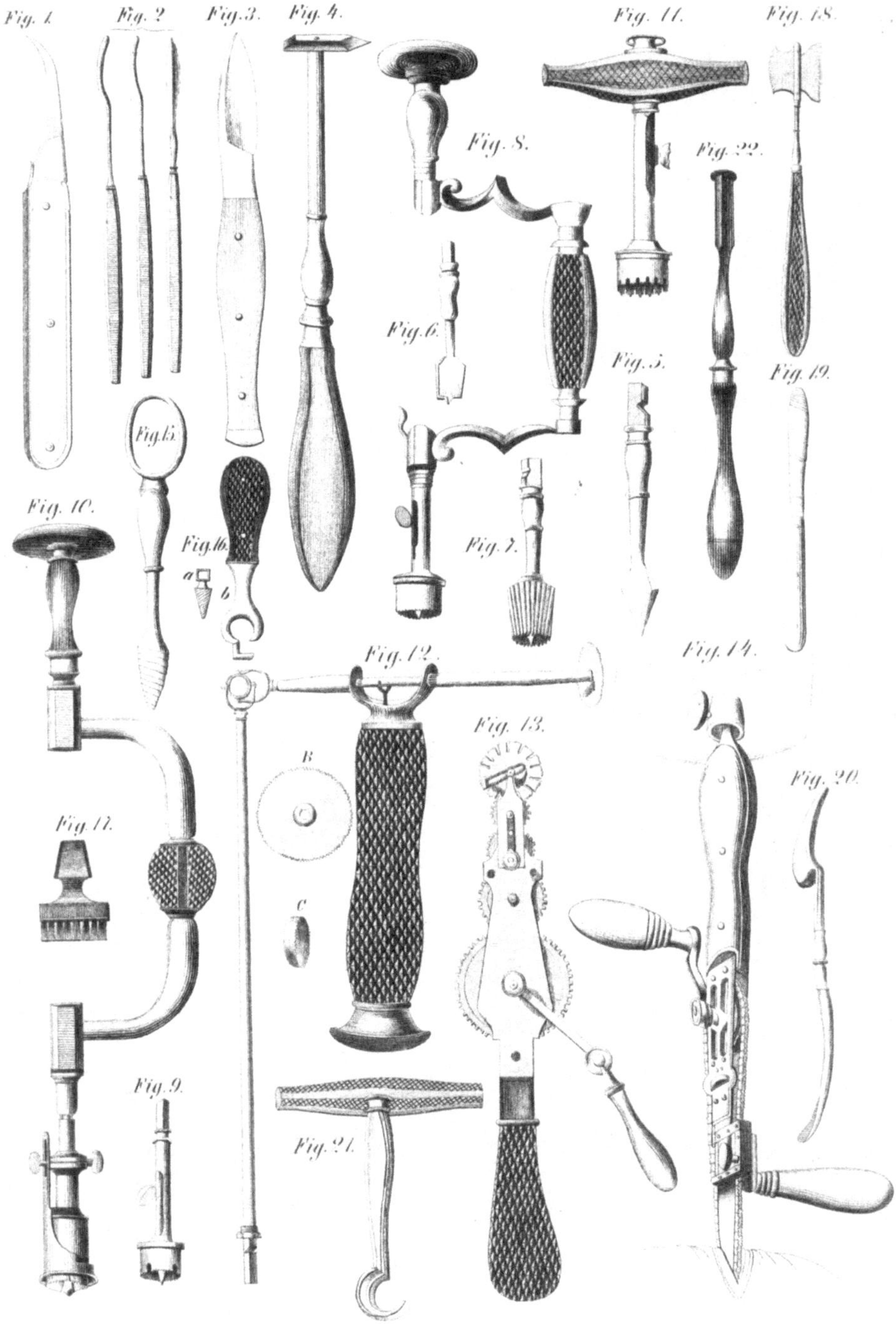
Fig. 1.
Fig. 2
Fig. 3.
Fig. 4.
Fig. 11.
Fig. 18.
Fig. 8.
Fig. 22.
Fig. 6.
Fig. 5.
Fig. 19.
Fig. 15.
Fig. 10.
Fig. 16.
a
b
Fig. 7.
Fig. 12.
Fig. 14.
Fig. 13.
B
Fig. 20.
Fig. 17.
C
Fig. 9.
Fig. 21.

Taf. V.

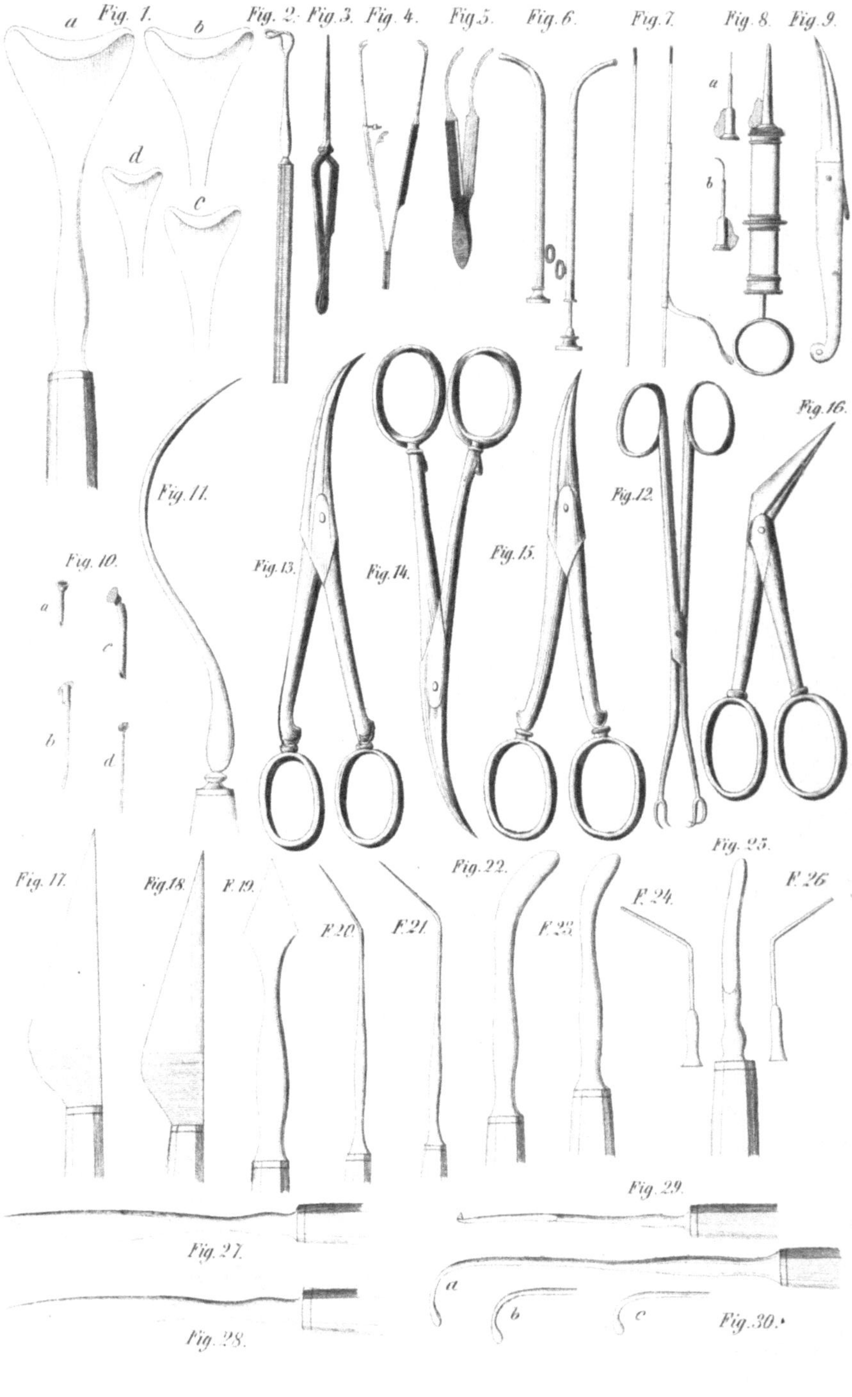
Fig. 1.
a
b
c
d
Fig. 2.
Fig. 3.
Fig. 4.
Fig. 5.
Fig. 6.
Fig. 7.
Fig. 8.
a
b
Fig. 9.
Fig. 10.
a
b
c
d
Fig. 11.
Fig. 12.
Fig. 13.
Fig. 14.
Fig. 15.
Fig. 16.
Fig. 17.
Fig. 18.
F. 19.
F. 20.
F. 21.
Fig. 22.
F. 23.
F. 24.
Fig. 25.
F. 26.
Fig. 27.
Fig. 28.
Fig. 29.
Fig. 30.
a
b
c

Taf. VI.

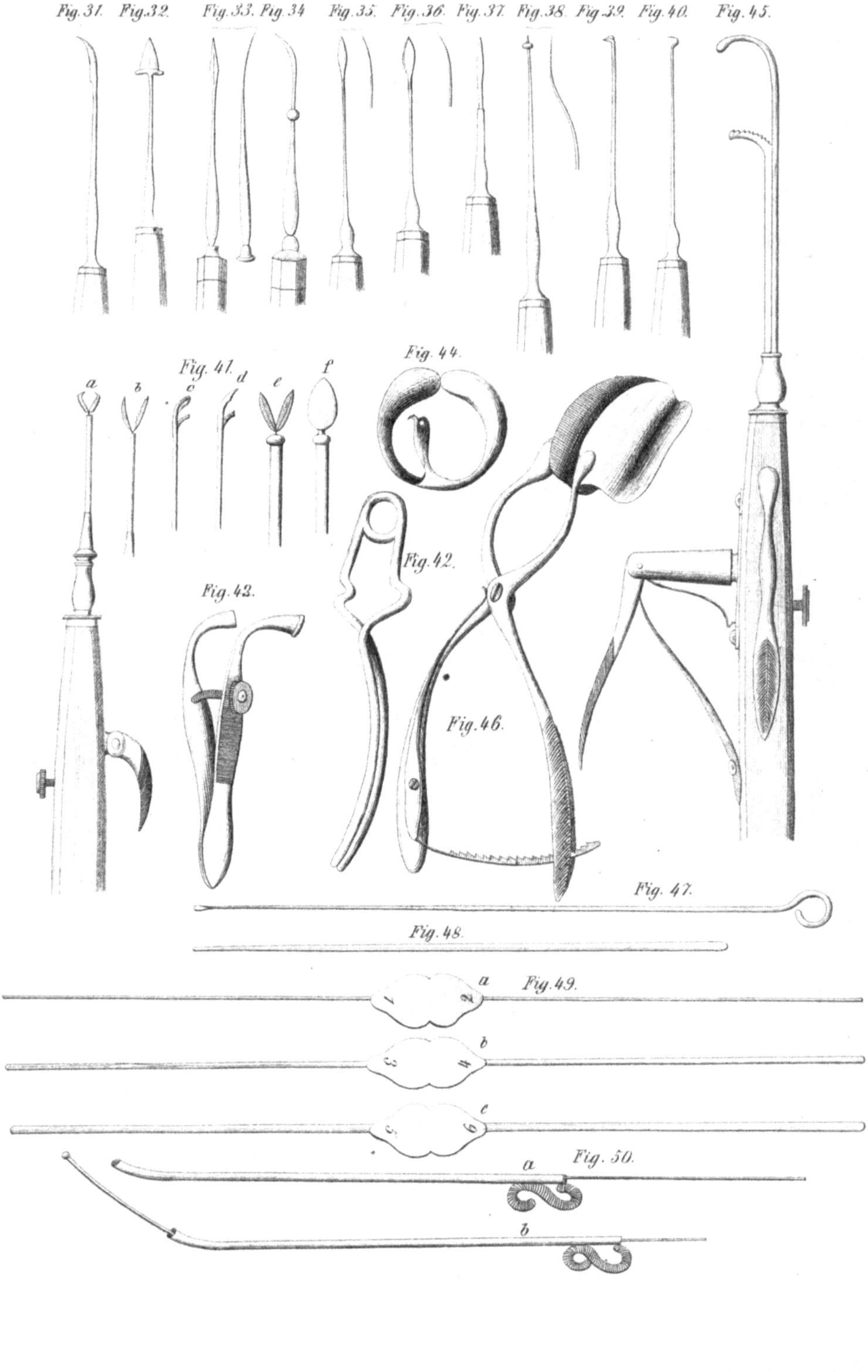

Fig. 31.
Fig. 32.
Fig. 33.
Fig. 34
Fig. 35.
Fig. 36.
Fig. 37.
Fig. 38.
Fig. 39.
Fig. 40.
Fig. 45.
Fig. 41.
a
b
c
d
e
f
Fig. 44.
Fig. 42.
Fig. 43.
Fig. 46.
Fig. 47.
Fig. 48.
Fig. 49.
a
b
c
1
2
3
4
5
6
Fig. 50.
a
b

Taf. VII.

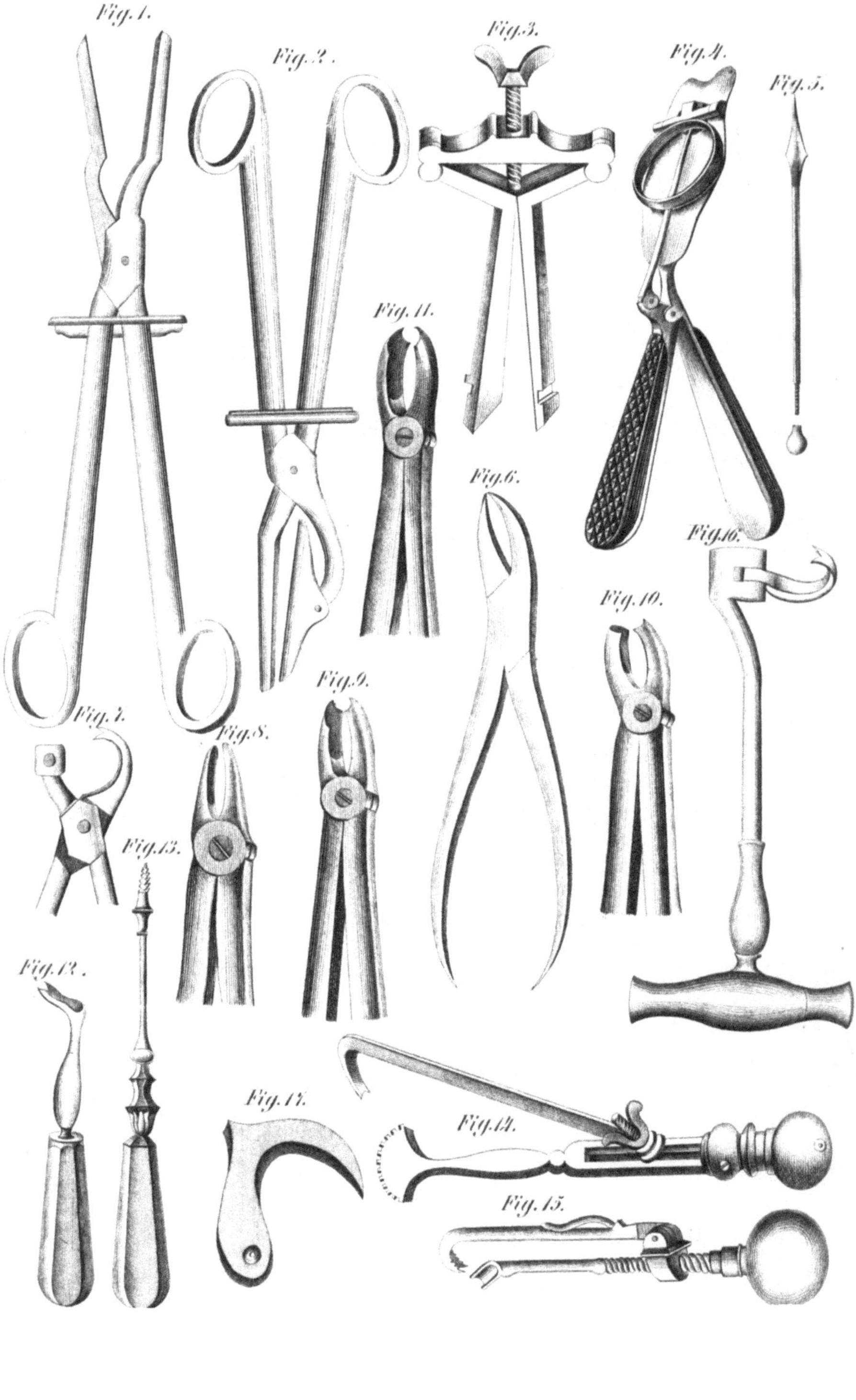
Fig. 1.
Fig. 2.
Fig. 3.
Fig. 4.
Fig. 5.
Fig. 6.
Fig. 7.
Fig. 8.
Fig. 9.
Fig. 10.
Fig. 11.
Fig. 12.
Fig. 13.
Fig. 14.
Fig. 15.
Fig. 16.
Fig. 17.

Taf. VIII.

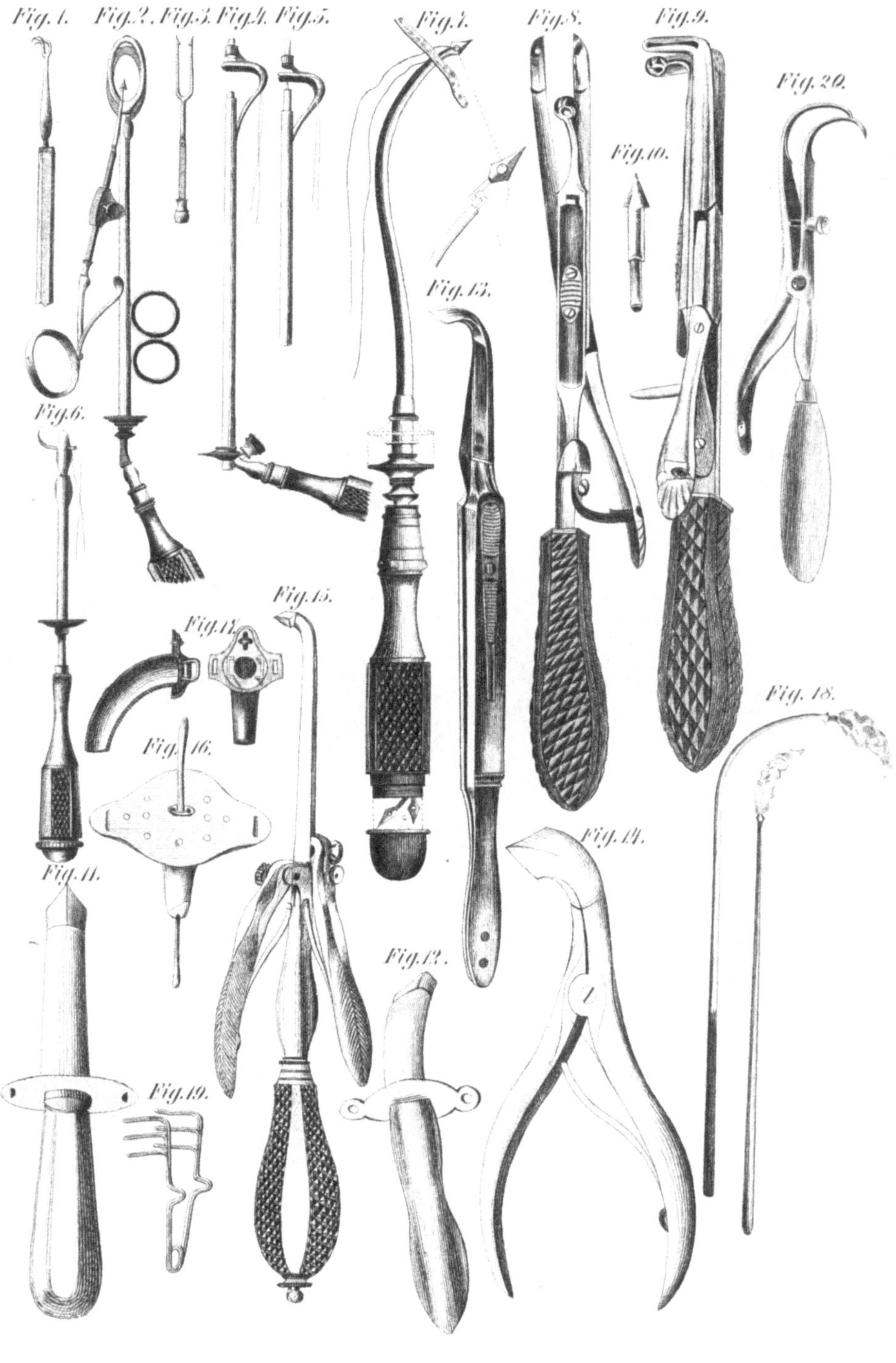
Fig. 1.
Fig. 2.
Fig. 3.
Fig. 4.
Fig. 5.
Fig. 7.
Fig. 8.
Fig. 9.
Fig. 20.
Fig. 10.
Fig. 13.
Fig. 6.
Fig. 15.
Fig. 17.
Fig. 16.
Fig. 14.
Fig. 18.
Fig. 11.
Fig. 12.
Fig. 19.

Taf. IX.

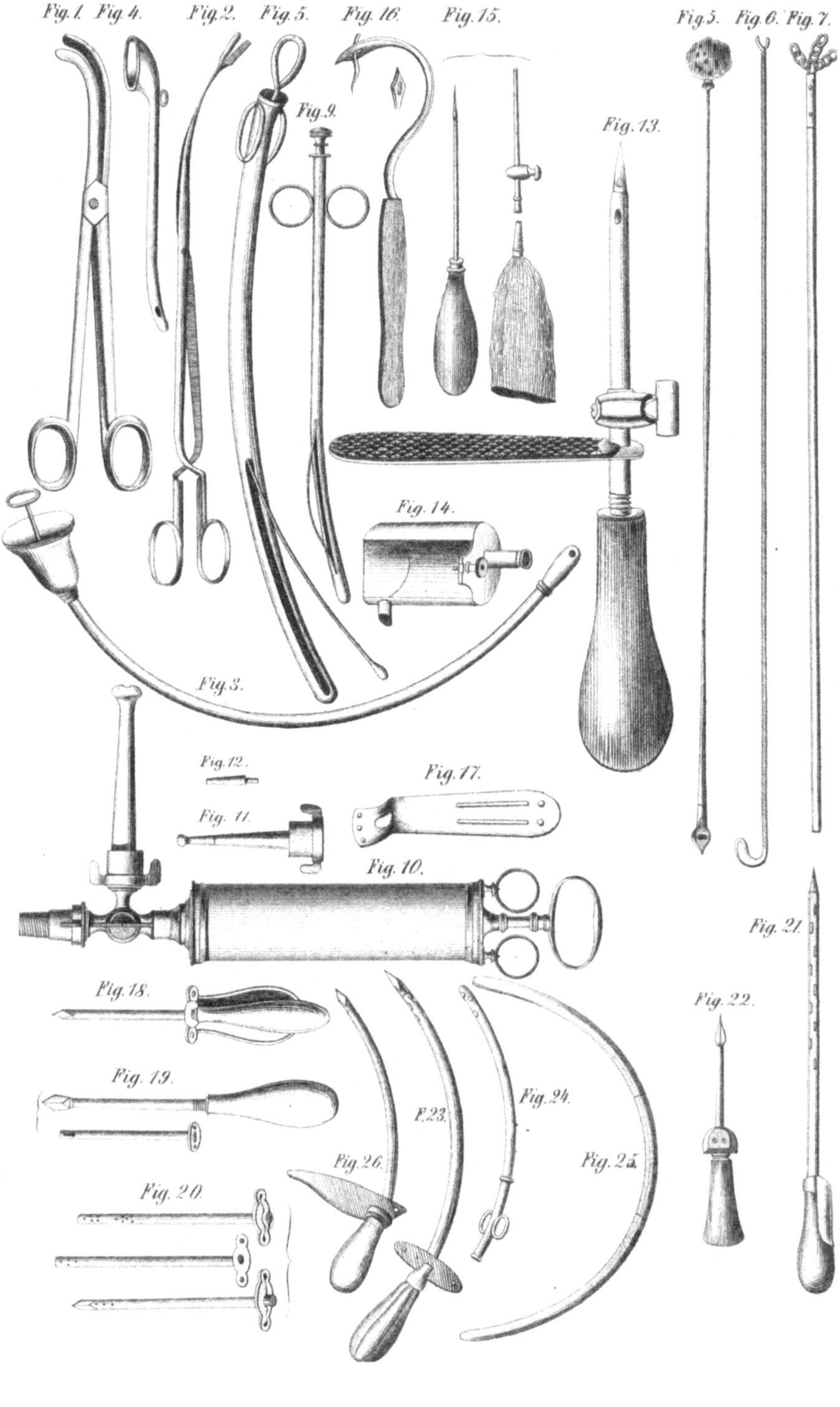
Fig. 1.
Fig. 4.
Fig. 2.
Fig. 5.
Fig. 16.
Fig. 15.
Fig. 5.
Fig. 6.
Fig. 7.
Fig. 9.
Fig. 13.
Fig. 14.
Fig. 3.
Fig. 12.
Fig. 17.
Fig. 11.
Fig. 10.
Fig. 21.
Fig. 18.
Fig. 22.
Fig. 19.
Fig. 24.
F. 23.
Fig. 26.
Fig. 25.
Fig. 20.

Taf. X.

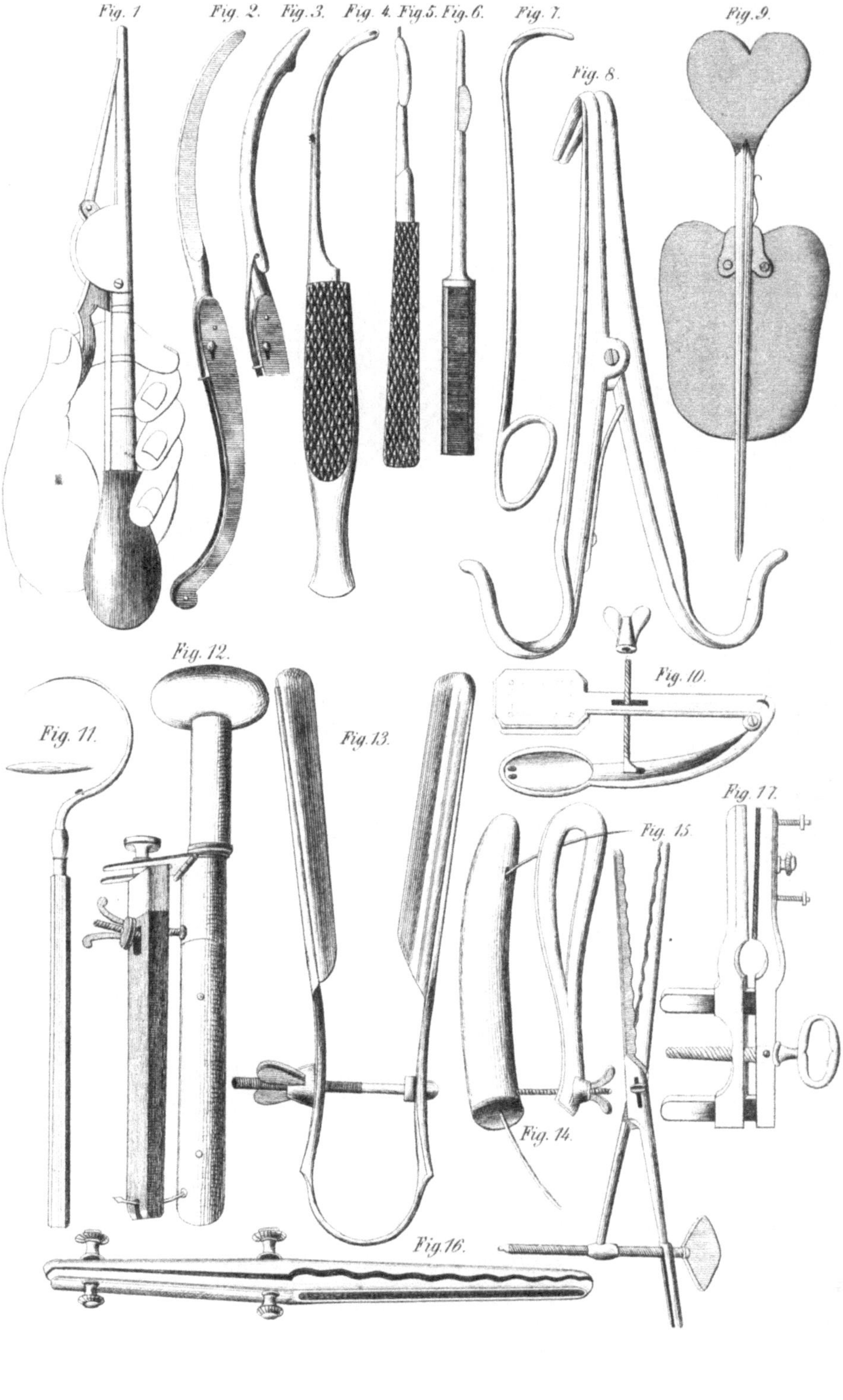
Fig. 1
Fig. 2.
Fig. 3.
Fig. 4.
Fig. 5.
Fig. 6.
Fig. 7.
Fig. 8.
Fig. 9.
Fig. 10.
Fig. 11.
Fig. 12.
Fig. 13.
Fig. 14.
Fig. 15.
Fig. 16.
Fig. 17.

Taf. XI.

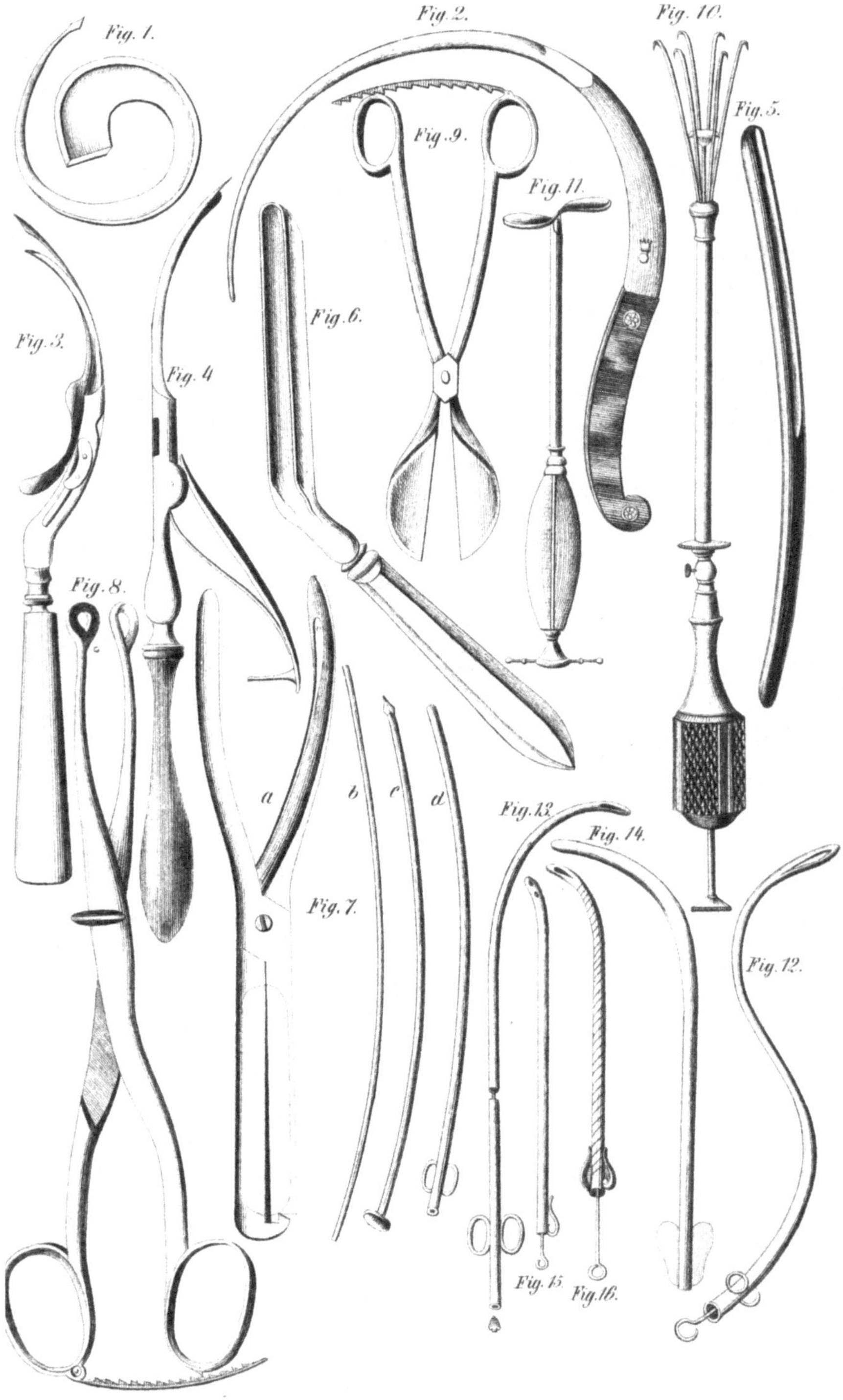
Fig. 1.
Fig. 2.
Fig. 10.
Fig. 5.
Fig. 9.
Fig. 11.
Fig. 3.
Fig. 4
Fig. 6.
Fig. 8.
a
b
c
d
Fig. 7.
Fig. 13.
Fig. 14.
Fig. 12.
Fig. 15.
Fig. 16.

Taf. XII.

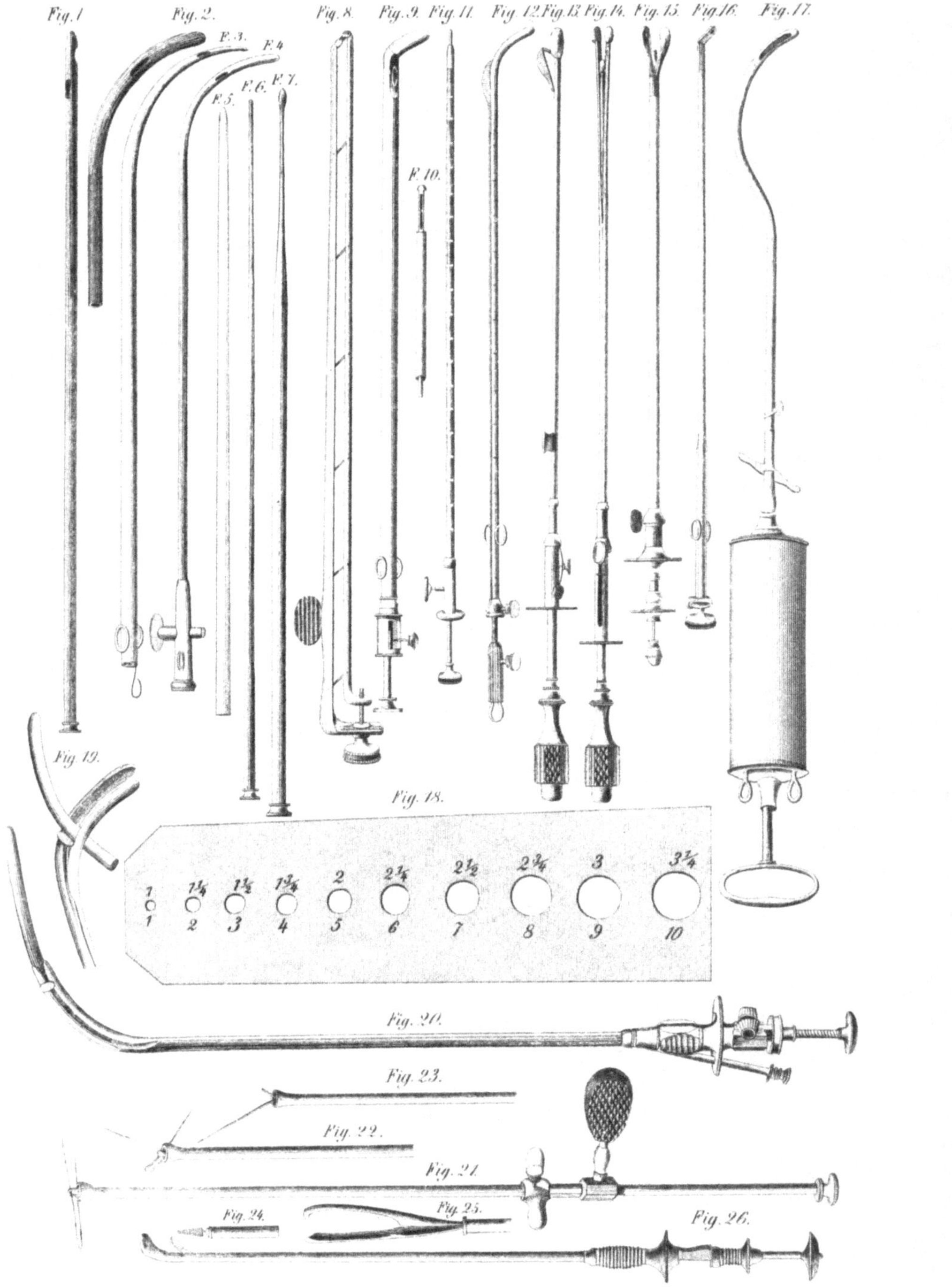

Fig. 1
Fig. 2.
F. 3.
F. 4
F. 5.
F. 6.
F. 7.
Fig. 8.
Fig. 9.
F. 10.
Fig. 11.
Fig. 12.
Fig. 13.
Fig. 14.
Fig. 15.
Fig. 16.
Fig. 17.
Fig. 18.
Fig. 19.
1 1¼ 1½ 1¾ 2 2¼ 2½ 2¾ 3 3¼
1 2 3 4 5 6 7 8 9 10
Fig. 20.
Fig. 21.
Fig. 22.
Fig. 23.
Fig. 24.
Fig. 25.
Fig. 26.

Taf. XIII.

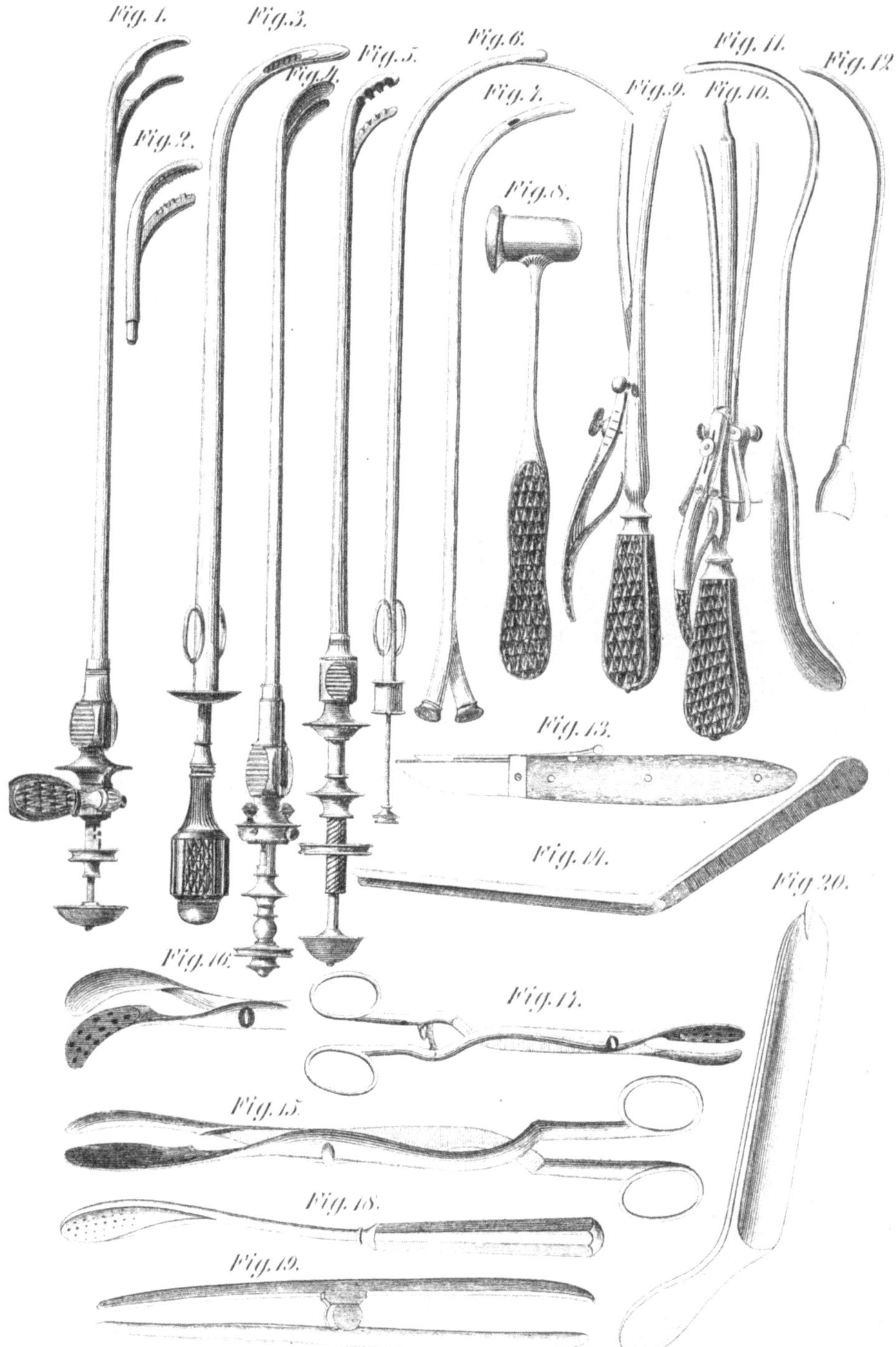
Fig. 1.
Fig. 2.
Fig. 3.
Fig. 4.
Fig. 5.
Fig. 6.
Fig. 7.
Fig. 8.
Fig. 9.
Fig. 10.
Fig. 11.
Fig. 12.
Fig. 13.
Fig. 14.
Fig. 15.
Fig. 16.
Fig. 17.
Fig. 18.
Fig. 19.
Fig. 20.

Taf. XIV.

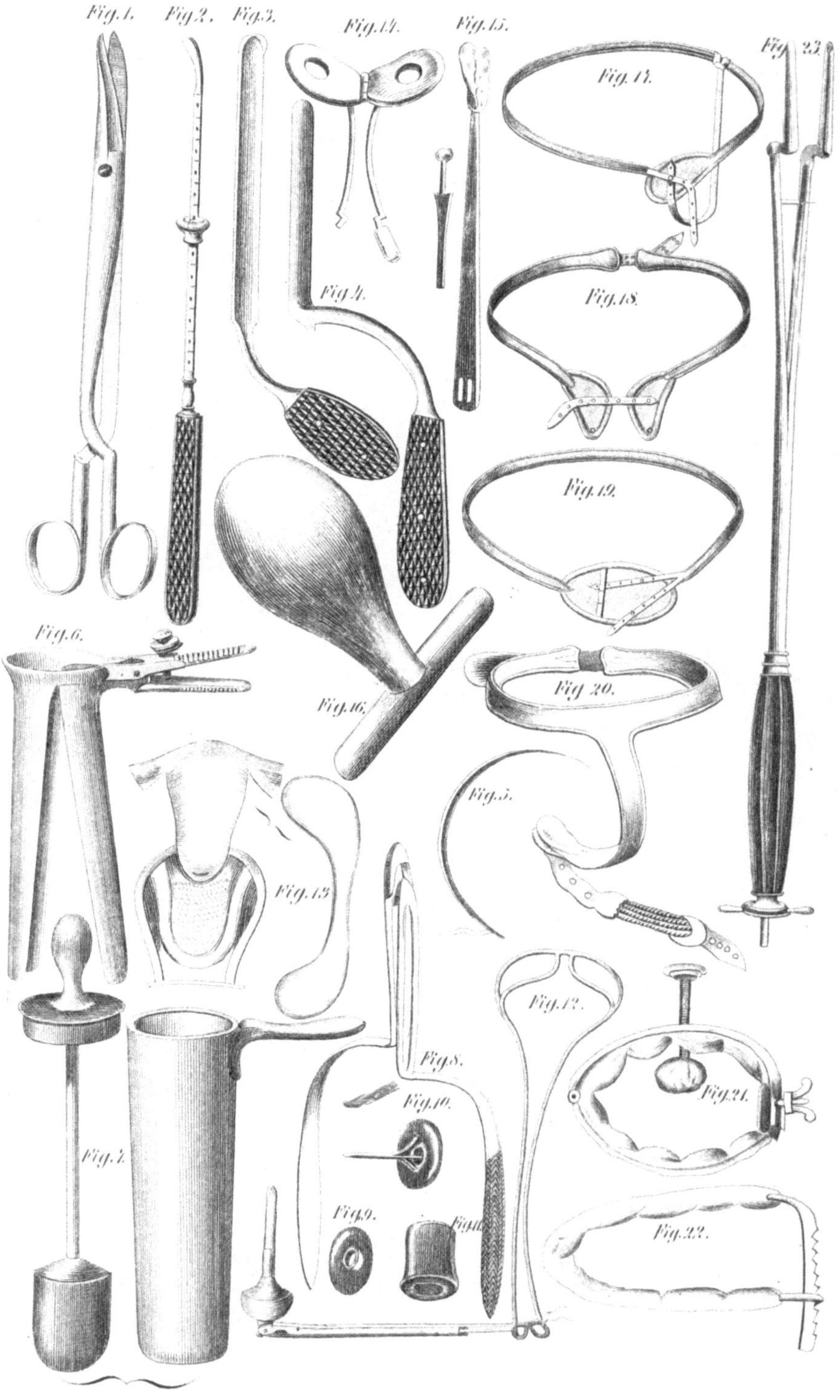
Fig.1.
Fig.2.
Fig.3.
Fig.14.
Fig.15.
Fig.17.
Fig.23.
Fig.4.
Fig.18.
Fig.19.
Fig.6.
Fig.16.
Fig 20.
Fig.5.
Fig.13.
Fig.12.
Fig.8.
Fig.10.
Fig.21.
Fig.7.
Fig.9.
Fig.11.
Fig.22.

Taf. XV.

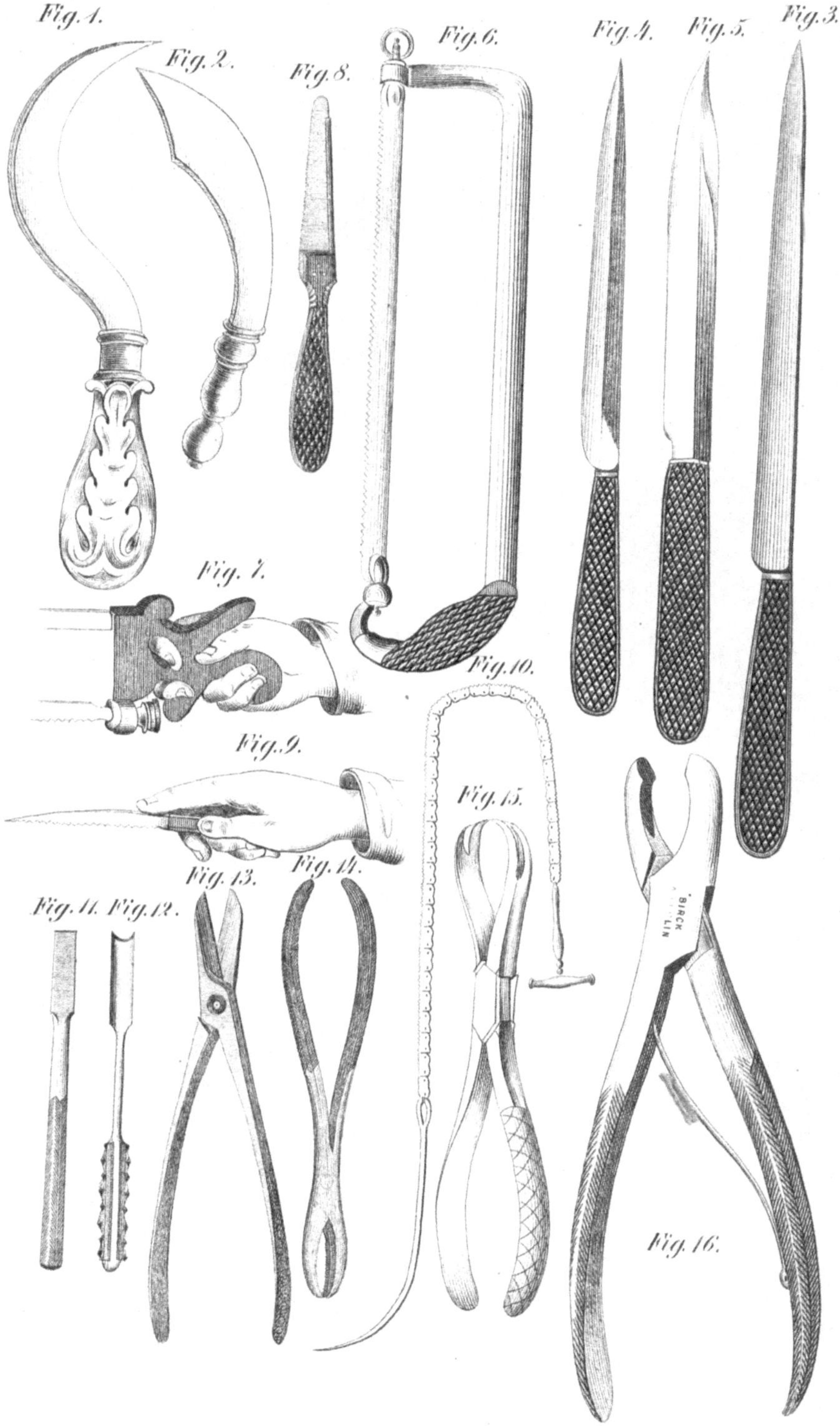
Fig. 1.
Fig. 2.
Fig. 8.
Fig. 6.
Fig. 4.
Fig. 5.
Fig. 3.
Fig. 7.
Fig. 10.
Fig. 9.
Fig. 15.
Fig. 13.
Fig. 14.
Fig. 11.
Fig. 12.
BIRCK
Fig. 16.

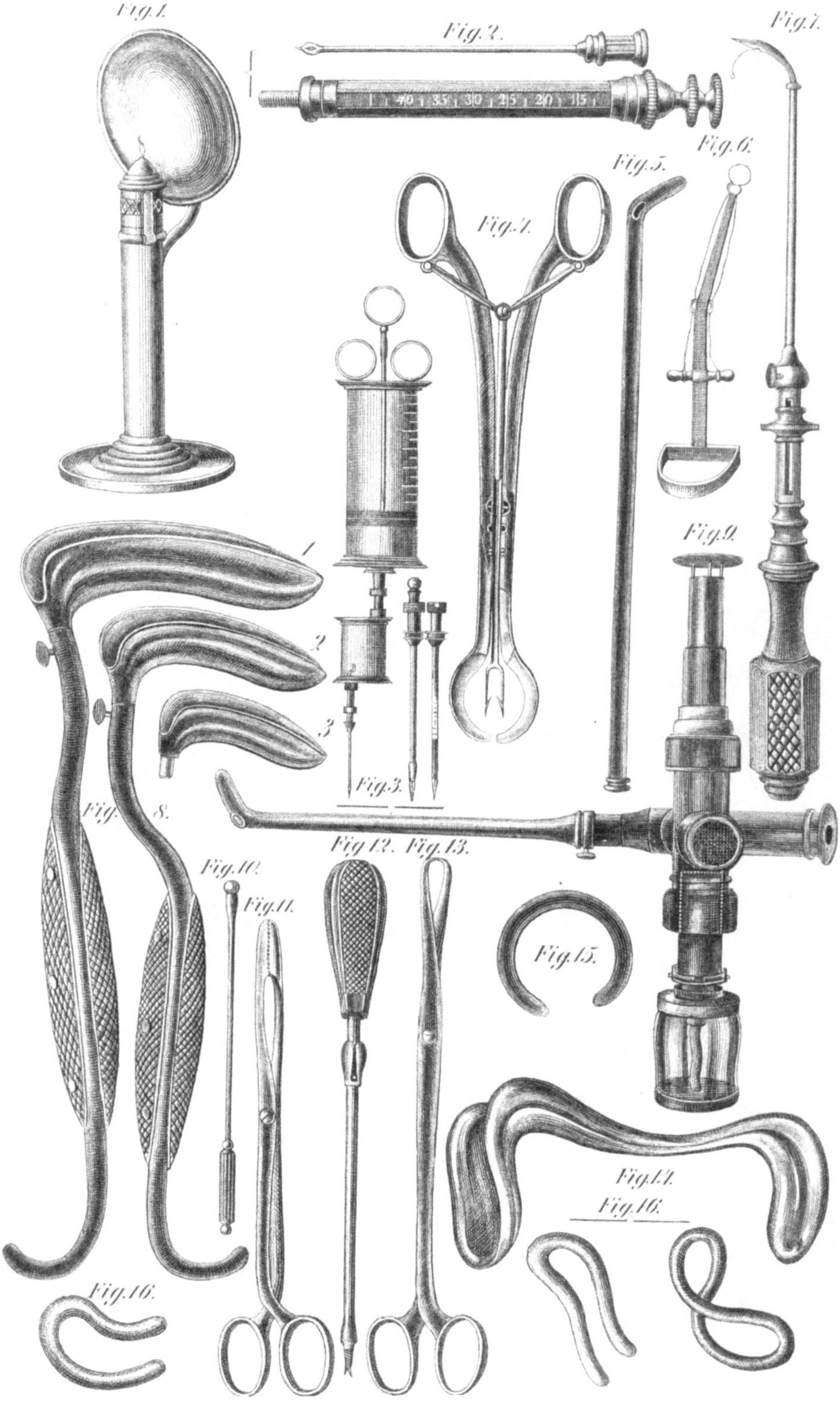
Fig.1.
Fig.2.
40 35 30 25 20 15
Fig.7.
Fig.6.
Fig.5.
Fig.4.
1
2
3
Fig.3.
Fig.9.
Fig. 8.
Fig.10.
Fig.11.
Fig.12.
Fig.13.
Fig.15.
Fig.14.
Fig.16.
Fig.16.

MIX
Papier | Fördert gute Waldnutzung
FSC® C083411

Zeitfracht Medien GmbH
Ferdinand-Jühlke-Straße 7
99095 Erfurt, Deutschland
produktsicherheit@kolibri360.de